환우와 가족들을 위한 친절한 안내서

다발골수종은 어떤 병인가요?

제2판

다발골수종 - 100문 100답

대한혈액학회 다발골수종연구회

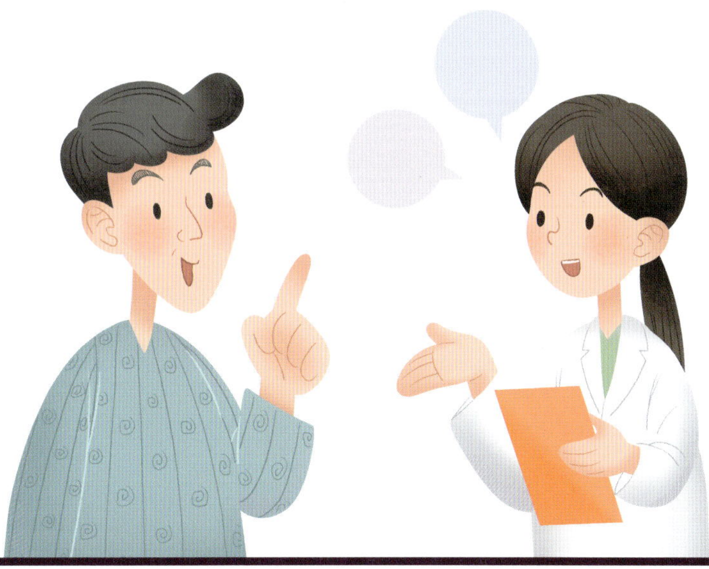

대한혈액학회
다발골수종연구회
KMMWP
The Korean Society of Hematology
Multiple Myeloma Working Party

※ 주의

본 저서는 발행 시점의 최신 의료 정보를 기반으로 저술되었습니다. 그러나 의료 지식의 빠른 발전으로 인해, 앞으로 질병에 대한 기전이나 치료의 변화 및 의료법규의 개정이 발생할 수 있습니다. 또 본 저서는 일반적인 다발골수종의 치료에 대해 기술하였으나, 실제 진료에서는 환자분들의 각각에 대한 맞춤치료로 결정됩니다. 따라서 개별 환자의 진료와 본 저서의 기술이 일치하지 않을 수 있습니다. 본 저서는 질환의 이해를 돕기 위해 작성되었으며, 개별 환자의 진료를 특정하지 않습니다.

환우와 가족들을 위한 친절한 안내서

다발골수종은 어떤 병인가요?

제2판

다발골수종 - 100문 100답

다발골수종은 어떤 병인가요? 100문 100답 개정판 발간에 즈음하여

다발골수종은 고령 인구의 증가에 따라 발병률이 지속적으로 늘어나고 있는 난치성 혈액암입니다. 많은 연구를 바탕으로 새로운 치료법이 지속적으로 도입되어 생존율이 많이 증가되었지만 여전히 완치까지는 어려운 병으로 알려져 있어서 치료 과정에서 환자와 가족들이 느끼는 불안과 혼란은 여전히 큰 상태입니다.

이번 『다발골수종은 어떤 병인가요? 100문 100답』 개정판은 지난 5년간의 많은 연구결과와 치료법의 발전을 반영하여, 다발골수종으로 투병 중이신 분들에게 최신 정보를 제공하는 목적에서 출간되었습니다. 국내 다발골수종 전문가들이 직접 참여하여 환자들이 자주 묻는 100가지 질문에 대해 명확하고 이해하기 쉬운 답변을 담았습니다.

다발골수종은 환자마다 질환의 상태나 동반된 질환이 다르고, 선택할 수 있는 치료법도 다양하여 환자분들이 충분히 이해하기 어려운 질환입니다. 이 책은 복잡한 정보를 간결하게 정리하여, 환자와 가족들이 질환의 특성이나 받고 있는 치료에 대하여 잘 이해하고 의료진과 같이 보다 나은 결정을 내리는 데 도움을 줄 것입니다.

이번 개정판이 다발골수종 환자들에게 질환의 이해와 치료법에 대한 이해를 바탕으로 치료 과정 중 발생하는 여러 문제를 해결하는 데 실질적인 도움이 되기를 바라며, 환자들이 변화된 치료 환경을 이해하는 데 기여할 것입니다. 지속적인 연구와 치료법의 발전을 통하여 치료받고 계시는 모든 다발골수종 환자분들이 더 나은 치료 결과가 이루어지길 바랍니다.

마지막으로, 연구와 진료로 바쁜 가운데 이번 개정 작업에 참여해 주신 모든 의료진과 편집위원님 들의 노력 덕분에 유익한 정보가 담긴 이 책이 완성되었습니다. 도움 주신 모든 의료진과 편집위원님 들께 깊은 감사의 말씀을 전합니다.

감사합니다.

2025년 11월

연세대학교 세브란스병원 혈액내과 교수

대한혈액학회 다발골수종연구회 위원장

김진석

환자 여러분, 그리고 보호자 여러분.

오늘 『다발골수종은 어떤 병인가요? 100문 100답』 두 번째 판의 출판을 여러분께 전해드릴 수 있게 되어 진심으로 감사드립니다.

다발골수종은 어느 날 갑자기 우리 삶에 들어와 많은 것을 바꾸어 놓는 질환입니다. 낯선 진단명, 복잡한 치료계획, 반복되는 병원 방문과 치료로 인한 부작용 등, 환자분들과 가족분들이 겪는 불안과 혼란을 저희는 누구보다 잘 알고 있습니다. 이에 따라 이 안내서는 단순한 정보 전달을 넘어, 여러분의 마음에 따뜻한 위로와 신뢰를 전할 수 있는 동반자가 되기를 바라는 마음으로 준비되었습니다.

최근 통계에 따르면, 다발골수종은 국내에서 매년 약 2,000명의 새로운 환자분들이 진단을 받고 있으며, 2022년 기준으로는 10,000명이 치료 중인 질환입니다. 1980년대까지만 해도 1년간 불과 수십 명이 발생하던 이 병은, 고령화 사회로의 진입과 함께 국내에서 가장 빠르게 증가하는 혈액암이 되었습니다. 이처럼 환자 수가 증가함에 따라, 조기 진단과 지속적인 치료, 그리고 무엇보다 환자 중심의 정확한 정보 제공이 더욱 중요해졌습니다.

한국다발골수종 연구회는 2005년 창립 이래 국내 혈액학 연구를 주도하고 있으며 특히 한국의 다발골수종 연구에서 세계적 수준의 학술적 성과를 통해 치료의 질 향상에 기여해 왔습니다.

2020년에는 환자와 보호자분들이 이 질환을 보다 쉽게 이해할 수 있도록, 100문 100답 형식의 『다발골수종은 어떤 병인가요? 100문 100답』 초판을 출간한 바 있습니다.

그러나 의학은 매우 빠른 속도로 발전하고 있습니다. 특히 다발골수종은 지난 5년간 혈액암 중에서도 가장 많은 신약과 치료법이 도입된 분야입니다. CAR-T 세포 치료, 이중항체 치료제, 최신 면역조절제 등 새로운 치료법들이 속속 등장하였고, 진단기준 또한 변화하고 있습니다.

이에 따라 이번 제2판에서는 최신 진단기준과 치료법을 반영하였을 뿐 아니라, 실제 진료 현장에서 환자와 보호자 여러분이 자주 겪는 궁금증과 어려움을 보다 실용적이고 친절한 설명으로 담고자 하였습니다.

이 뜻깊은 작업이 가능하도록 헌신해 주신 김진석 위원장님, 세심하게 내용을 총괄해서 다듬어 주신 김민경 편집위원장님, 그리고 열정과 전문성으로 참여해 주신 모든 집필진 여러분께 깊은 감사의 마음을 전합니다.

저희 의료진은 앞으로도 환자 한 분 한 분의 삶에 더욱 가까이 다가가, 더 나은 치료와 돌봄을 제공하기 위해 최선을 다하겠습니다.

이 작은 책자가 여러분의 여정에 작은 등불이 되기를 소망하며 건강과 평안을 진심으로 기원합니다.

감사합니다.

2025년 11월

가천의대 길병원 혈액내과 교수

초대 한국 다발골수종 연구회 회장

이재훈

편집진

	편집진	소속
연구회위원장	김 진 석	연세대학교 세브란스병원 혈액내과
연구회간사	임 호 영	전북대학교 전북대학교병원 혈액종양내과
편집위원장	김 민 경	영남대학교 영남대학교병원 혈액종양내과
편집위원	박 성 수	가톨릭대학교 서울성모병원 혈액내과
	변 자 민	서울대학교 서울대학교병원 혈액종양내과
	이 지 현	동아대학교 동아대학교병원 혈액종양내과
	정 성 훈	전남대학교 화순전남대학교병원 혈액내과

저자진

저자진	소속
강가원	고려대학교 안암병원 혈액내과
고영일	서울대학교 서울대학교병원 혈액종양내과
곽재용	전북대학교 전북대학교병원 혈액종양내과
권지현	충북대학교 충북대학교병원 혈액종양내과
김경하	순천향대학교 서울병원 종양혈액내과
김기현	성균관대학교 삼성서울병원 혈액종양내과
김다정	고신대학교 고신대학교복음병원 혈액종양내과
김대식	고려대학교 구로병원 혈액내과
김도영	부산대학교 부산대학교병원 혈액종양내과
김미영	울산대학교 서울아산병원 진단검사의학과
김민경	영남대학교 영남대학교병원 혈액종양내과
김병수	고려대학교 안암병원 혈액내과
김병수	가톨릭대학교 은평성모병원 혈액내과
김석진	성균관대학교 삼성서울병원 혈액종양내과
김성용	건국대학교 건국대학교병원 혈액종양내과
김성현	동아대학교 동아대학교병원 혈액종양내과
김세형	순천향대학교 부천병원 종양혈액내과
김유리	연세대학교 세브란스병원 혈액내과
김인호	서울대학교 서울대학교병원 혈액종양내과
김진석	연세대학교 세브란스병원 혈액내과
김진철	인하대학교 인하대학교병원 혈액종양내과

저자진	소속
김현영	성균관대학교 삼성서울병원 진단검사의학과
김효정	한림대학교 한림대학교성심병원 혈액종양내과
남승현	경희대학교 강동경희대학교병원 혈액종양내과
도영록	계명대학교 계명대학교동산병원 혈액종양내과
문영철	이화여자대학교 이대목동병원 혈액종양내과
문준호	경북대학교 경북대학교병원 혈액종양내과
민창기	가톨릭대학교 서울성모병원 혈액내과
박선양	인제대학교 해운대백병원 혈액종양내과
박성규	순천향대학교 부천병원 종양혈액내과
박성수	가톨릭대학교 서울성모병원 혈액내과
박성우	경상국립대학교 창원경상국립대학교병원 혈액종양내과
박영훈	이화여자대학교 이대목동병원 혈액종양내과
박 용	고려대학교 안암병원 혈액내과
박준성	아주대학교 아주대학교병원 종양혈액내과
박치영	조선대학교 조선대학교병원 종양혈액내과
방수미	서울대학교 분당서울대학교병원 혈액종양내과
배성화	대구가톨릭대학교 대구가톨릭대학교병원 혈액종양내과
변성규	가톨릭대학교 서울성모병원 혈액내과
변자민	서울대학교 서울대학교병원 혈액종양내과
서철원	울산대학교 서울아산병원 종양내과
성화정	고려대학교 안산병원 종양혈액내과

저자진	소속
손병석	인제대학교 상계백병원 혈액종양내과
손상균	경북대학교 경북대학교병원 혈액종양내과
송가영	전남대학교 화순전남대학교병원 혈액내과
신명근	전남대학교 화순전남대학교병원 진단검사의학과
신새암	연세대학교 세브란스병원 진단검사의학과
신승환	가톨릭대학교 은평성모병원 혈액내과
신호진	부산대학교 부산대학교병원 혈액종양내과
안정열	가천대학교 가천대 길병원 진단검사의학과
양승아	가톨릭대학교 인천성모병원 혈액종양내과
엄현석	국립암센터 혈액암센터 혈액종양내과
오석중	성균관대학교 강북삼성병원 혈액종양내과
원영웅	한양대학교 한양대학교구리병원 혈액종양내과
원종호	순천향대학교 서울병원 종양혈액내과
유영진	인제대학교 상계백병원 혈액종양내과
윤덕현	울산대학교 서울아산병원 종양내과
윤상은	성균관대학교 삼성서울병원 혈액종양내과
윤성수	경희대학교 경희대학교병원 혈액종양내과
이경원	경상대학교 경상국립대학교병원 혈액종양내과
이동순	서울대학교 서울대학교병원 진단검사의학과
이명원	충남대학교 충남대학교병원 혈액종양내과
이상민	인제대학교 부산백병원 혈액종양내과

저자진	소속
이상철	순천향대학교 천안병원 종양혈액내과
이성윤	인제대학교 일산백병원 혈액종양내과
이세련	고려대학교 안산병원 종양혈액내과
이세원	이화여자대학교 이대목동병원 혈액종양내과
이승신	원광대학교 원광대학교병원 혈액종양내과
이원식	인제대학교 부산백병원 혈액종양내과
이유진	울산대학교 울산대학교병원 혈액종양내과
이재훈	가천대학교 가천대 길병원 혈액내과
이정림	대구파티마병원 혈액종양내과
이정옥	서울대학교 분당서울대학교병원 혈액종양내과
이제중	전남대학교 화순전남대학교병원 혈액내과
이준호	성균관대학교 삼성서울병원 혈액종양내과
이지윤	서울대학교 분당서울대학교병원 혈액종양내과
이지현	동아대학교 동아대학교병원 혈액종양내과
이창훈	전북대학교 전북대학교병원 혈액종양내과
이현정	경희대학교 경희대학교병원 혈액종양내과
이혜원	국립암센터 혈액암센터 혈액종양내과
이호섭	고신대학교 고신대학교복음병원 혈액종양내과
이홍기	건국대학교 건국대학교병원 종양혈액내과
임도형	단국대학교 단국대학교병원 혈액종양내과
임성남	인제대학교 해운대백병원 혈액종양내과

저자진	소속
임지향	가톨릭대학교 은평성모병원 진단검사의학과
임호영	전북대학교 전북대학교병원 혈액종양내과
장명희	국민건강보험 일산병원 종양혈액내과
장윤환	서울대학교 서울대학교병원 진단검사의학과
정성훈	전남대학교 화순전남대학교병원 혈액내과
정소영	차 의과학대학교 분당차병원 혈액종양내과
정종헌	국립암센터 혈액암센터 혈액종양내과
조 덕	성균관대학교 삼성서울병원 진단검사의학과
조덕연	충남대학교 충남대학교병원 혈액종양내과
조인성	을지대학교 대전을지대학교병원 혈액종양내과
조재민	제주대학교 제주대학교병원 혈액종양내과
조재철	울산대학교 울산대학교병원 혈액종양내과
조정민	이화여자대학교 이대목동병원 혈액종양내과
조진현	인하대학교 인하대병원 혈액종양내과
조형우	울산대학교 서울아산병원 종양내과
조희정	경북대학교 경북대학교병원 혈액종양내과
최대로	삼육서울병원 혈액종양내과
최연악	계명대학교 계명대학교동산병원 혈액종양내과
최윤석	고려대학교 안암병원 혈액내과
최정혜	한양대학교 한양대학교구리병원 혈액종양내과
최철원	고려대학교 구로병원 혈액내과

저자진	소속
한보람	한림대학교 한림대학교성심병원 혈액종양내과
한상훈	제주대학교 제주대학교병원 혈액종양내과
한재준	이화여자대학교 이대서울병원 혈액종양내과
허준영	울산대학교 서울아산병원 혈액내과
현신영	연세대학교 강남세브란스병원 혈액내과
형재원	울산대학교 서울아산병원 종양내과
황도유	연세대학교 세브란스병원 혈액내과

다발골수종은 일반인에게 낯설고 어려운 질병입니다. 진단을 처음 받았을 때의 막막함, 치료 과정에서 겪는 불안과 혼란은 환자와 가족 모두에게 큰 부담이 될 수 있습니다. 이 책 『다발골수종은 어떤 병인가요? 100문 100답』은 이러한 여러분의 궁금증과 걱정에 조금이나마 도움을 드리고자 만들어졌습니다. 2020년 초판 발행 이후 불과 몇 년 사이에 다발골수종 치료의 패러다임이 빠르게 진화하고 있어 이러한 최신 지견을 담아 이번에 개정판을 출간하게 되었습니다.

목차를 살펴보면, 첫 부분에는 다발골수종 개요, 증상, 진단, 예후에 대한 내용을 담았고 이후에는 여러 가지 약제, 새로운 치료법, 조혈모세포이식 등 치료에 관련한 내용을 폭넓게 다루었으며 다음으로 다발골수종 환자의 일상생활 전반에 대한 다양한 실용적인 정보와 마지막으로는 여러 가지 형질세포질환에 대한 내용을 정리하였습니다.

다발골수종은 과거에는 치료가 매우 어려운 질환으로 여겨졌지만, 지난 몇 년간 놀라운 속도로 새로운 치료법이 개발되면서 이제는 만성질환처럼 꾸준히 관리하며 살아갈 수 있는 시대가 열리고 있습니다. 이 책이 다발골수종 환자와 가족들의 불안을 덜고, 병과 치료 과정에 대한 이해를 돕고, 더 나은 생활을 위한 길잡이가 되기를 바랍니다. 또한 이번 개정판 발간에 적극적으로 참여해 주신 전국의 의료진과 편집위원님들께 깊이 감사드립니다.

끝으로, 지금 이 순간에도 병마와 싸우며 용기를 내고 계신 모든 다발골수종 환우 여러분과 가족들께 진심 어린 응원의 마음을 보냅니다. 감사합니다.

2025년 11월

영남대학교 영남대학교병원 혈액종양내과 교수

편집위원장

김민경

Contents

환우와 가족들을 위한 **안내서**

한눈에 보는
다발골수종

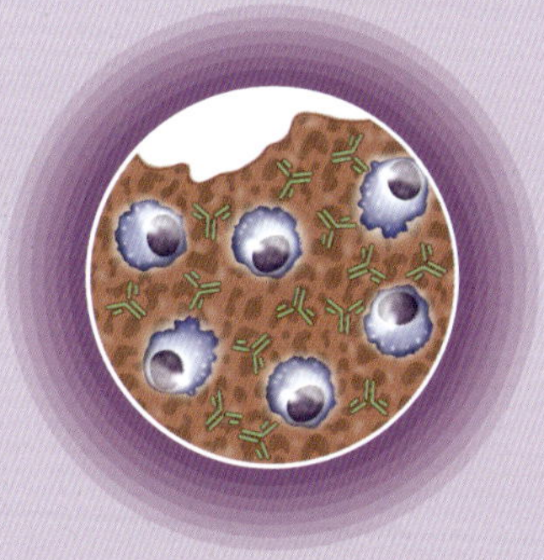

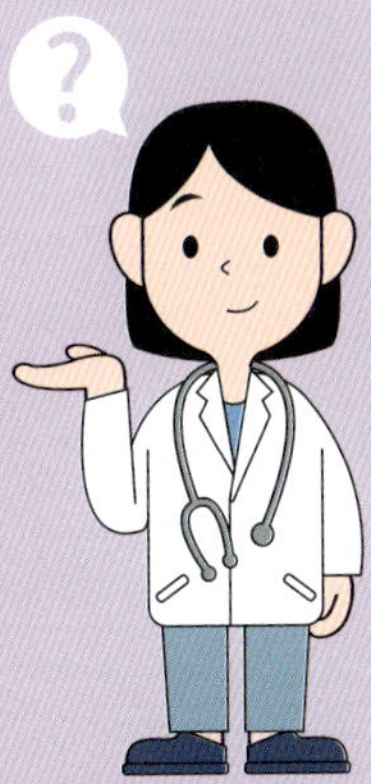

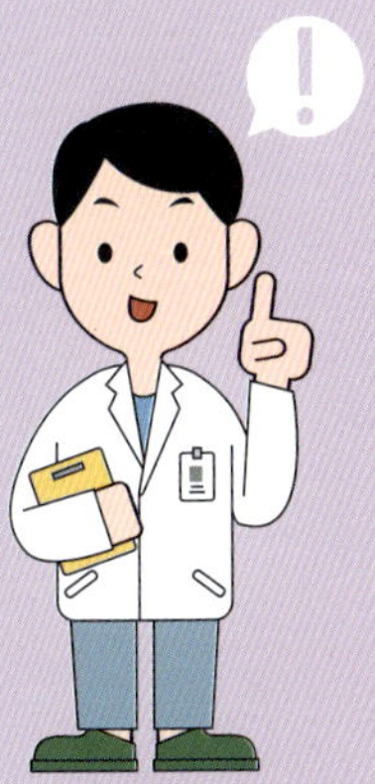

우리 몸에는

세균이나 바이러스 같은

병원균으로부터

몸을 보호하는

면역체계가

있습니다.

살펴보기

Q

면역체계 중 골수에 있는 형질세포는 병원균에 노출되면 특정한 항체를 생산합니다. 항체는 병원균에 대항하여 감염으로부터 몸을 보호하는 역할을 합니다.

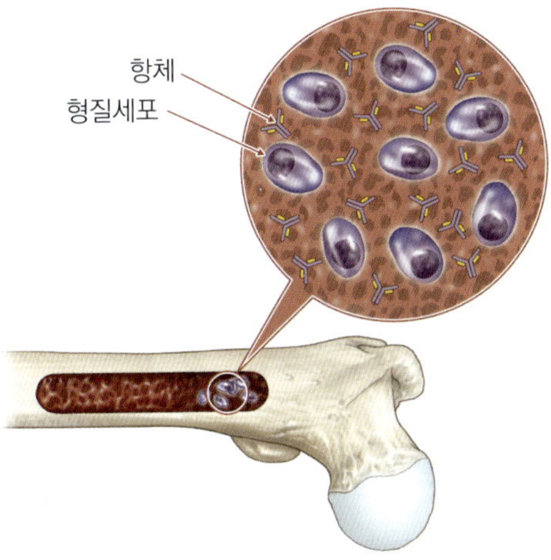

Q

다발골수종 환자에서는 정상적인 형질세포가 비정상적인 암세포인 다발골수종 세포로 변형되어 조절되지 않는 상태로 증식합니다. 이러한 비정상적인 다발골수종세포는 병원균을 공격하기 위한 정상적인 항체 대신 M단백이라는 비정상적인 항체를 만들어냅니다.
이로 인해 골수 내에는 점차 더 많은 악성다발골수종세포가 증식하여 몸의 정상적인 면역체계를 파괴시키고, 또한 악성다발골수종 세포 주변의 뼈를 녹이는 파골세포가 활성화되어 뼈가 손상되며, 골절이 잘 발생합니다.

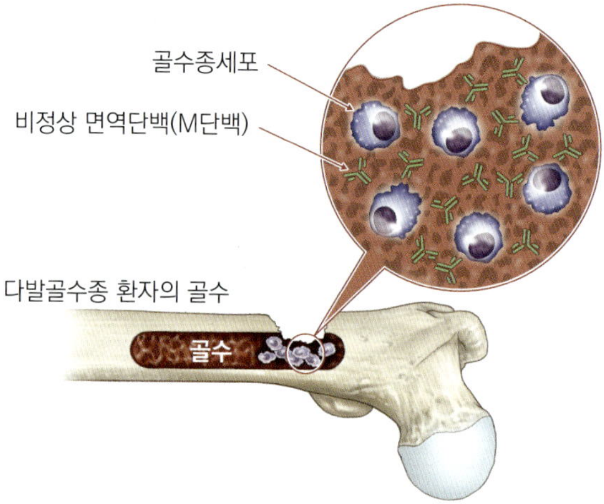

다발골수종의 가장 흔한 증상으로는 주로 허리나 갈비뼈, 고관절 부위에서 느껴지는 통증이 있습니다. 이러한 통증은 손상 정도에 따라 가벼울 수도 있고 매우 고통스러울 수도 있습니다. 또, 심한 경우는 약해진 뼈가 골절될 수 있고, 척추

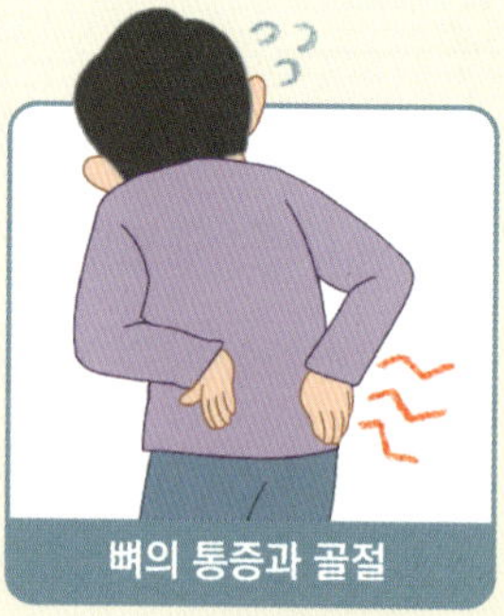

뼈의 통증과 골절

뼈가 골절되는 경우 척수를 압박할 수 있습니다.

다발골수종에 의한 뼈 통증은 일반적으로 움직일 때 더 악화되는 경향이 있습니다. 이러한 증상은 정상 뼈 조직이 파괴되어 발생하며 심한 통증을 동반할 뿐 아니라 골절로 진행될 수 있습니다.

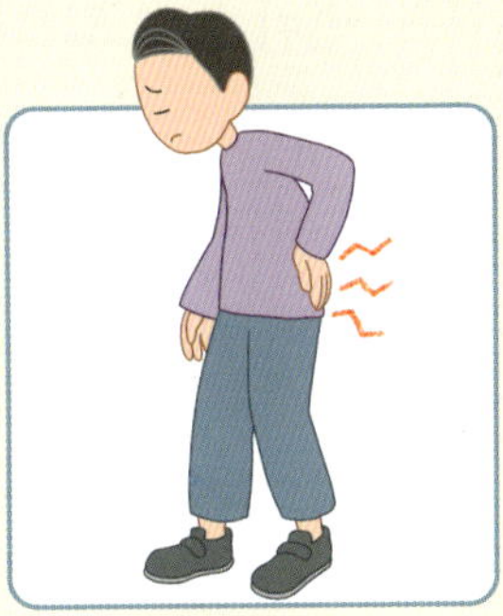

또한 뼈 파괴로 인해 혈액으로 칼슘이 과도하게 방출되어 고칼슘혈증이 생기기도 합니다.

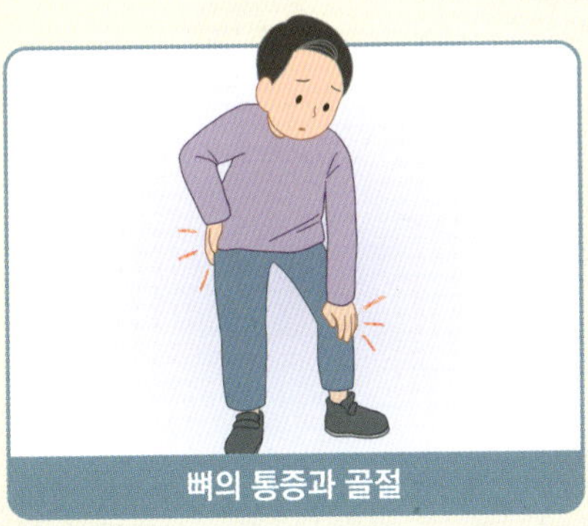

뼈의 통증과 골절

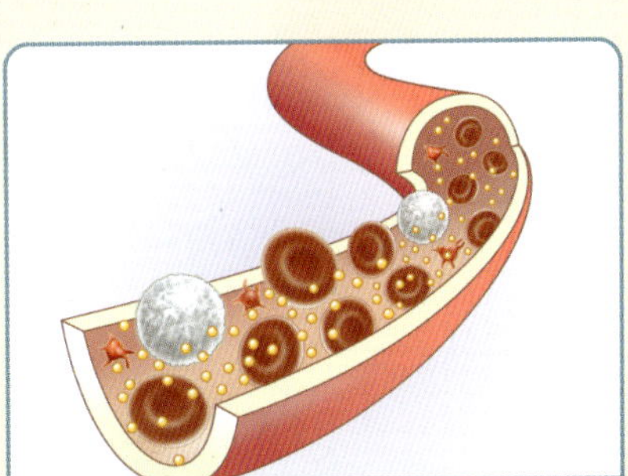

고칼슘혈증

고칼슘혈증의 증상으로는 심각한 탈수, 피로, 의식장애, 갈증, 구역질, 변비 등이 있으며, 이러한 증상은 혈중 칼슘농도가 정상으로 회복되어야 사라집니다.

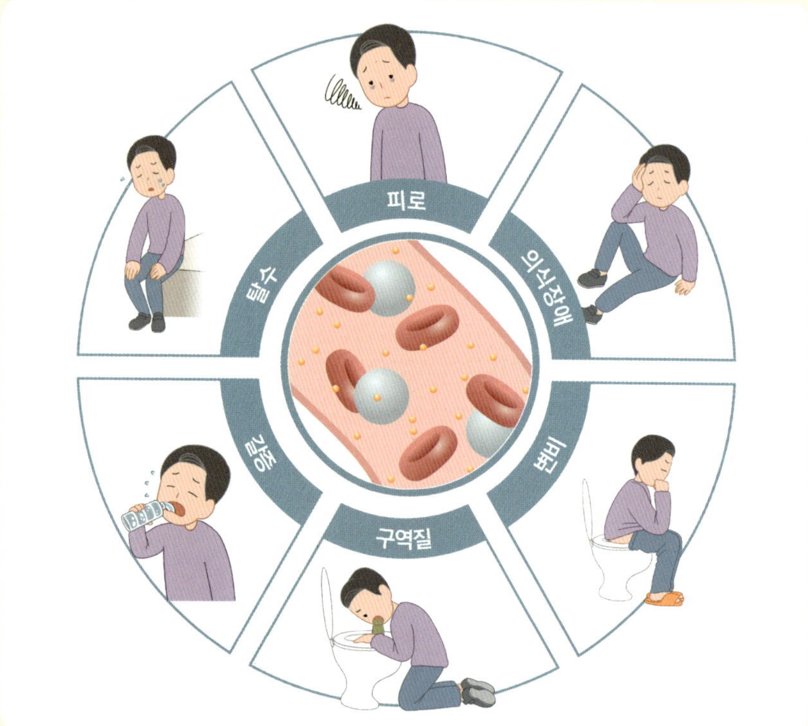

신장기능의 이상 원인은 다양합니다. 그 주된 원인은 다발골수종

세포가 만들어낸 비정상적인 M단백이 신장에 침착된 것이며, 고칼슘혈증, 반복되는 요로감염, 신기능을 저하시키는 약제 등도 신장 기능 이상에 부수적인 원인으로 작용합니다.

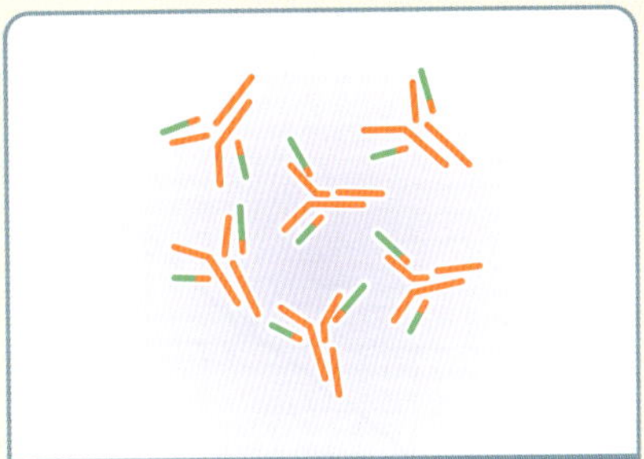

M단백의 신장 침착

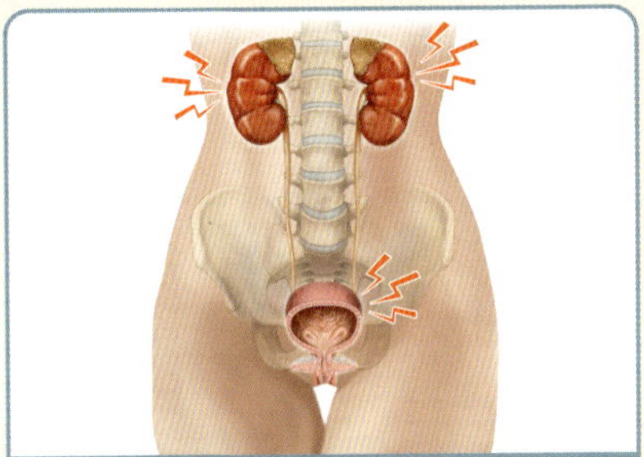

고칼슘혈증 및 신부전

골수에서 다발골수종세포의 조절되지 않는 증식은 빈혈을 일으킵니다. 또한 외부 감염에 대한 적절한 항체 생성 장애로 폐렴이나 요로감염 등 감염과 관련된 증상이 자주 발생합니다.

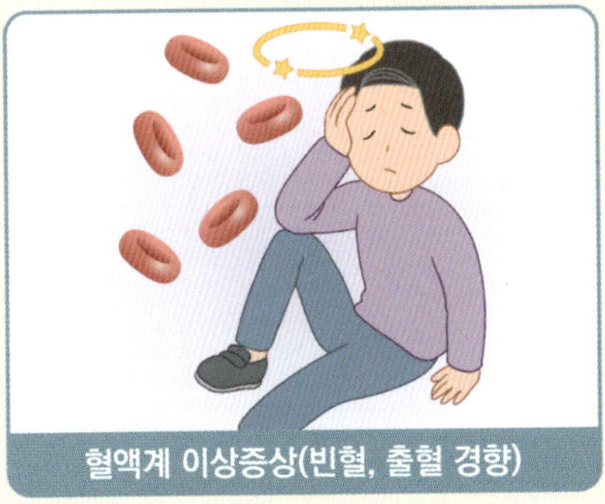

혈액계 이상증상(빈혈, 출혈 경향)

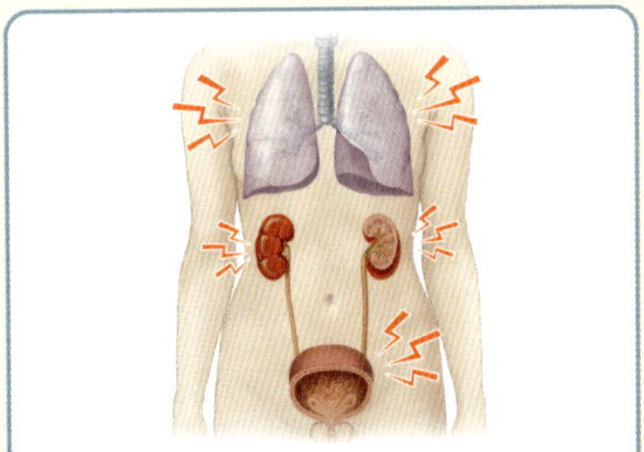

감염(폐렴, 요로감염 등)

국내 다발골수종 환자는 점차 증가하는 추세로, 2022년에 약 9,600명의 환자가 있는 것으로 보고되었으며, 매년 약 2,000명의 환자가 발생하는 것으로 알려져 있습니다.

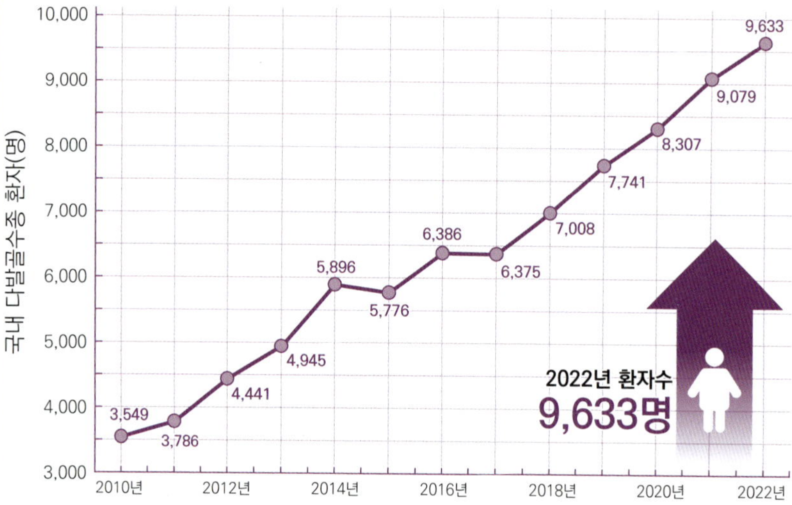

연도별 환자수 추이

(출처: 건강보험심사평가원 다발골수종 환자 추이, 2022년 기준)

주로 60대 이상 연령대에서 발생하며 60대~70대 환자가 전체 환자의 60% 이상 차지하고 있습니다.

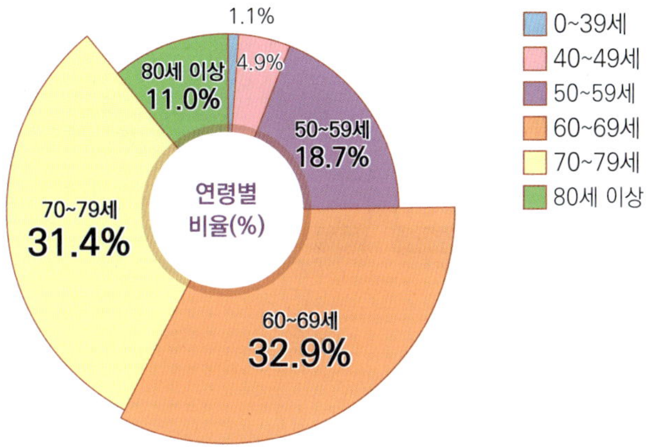

Q

다발골수종을 진단하기 위해 혈액 및 소변검사, 골수검사, 연부종양 조직검사, 뼈 촬영을 시행합니다.

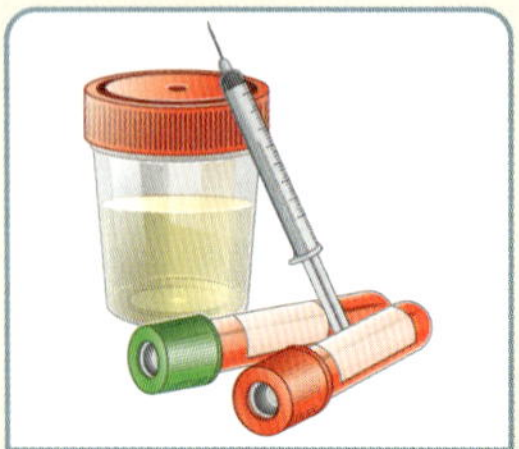
혈액 및 소변검사

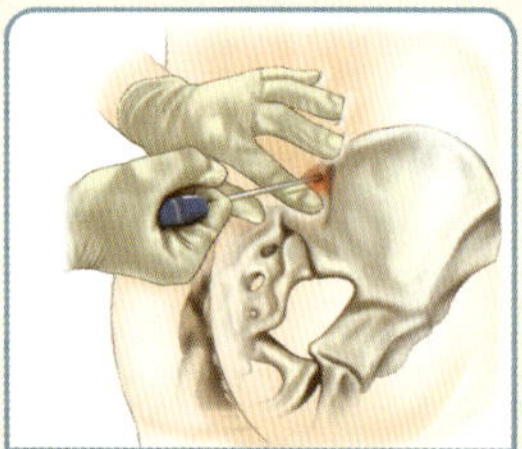
골수검사

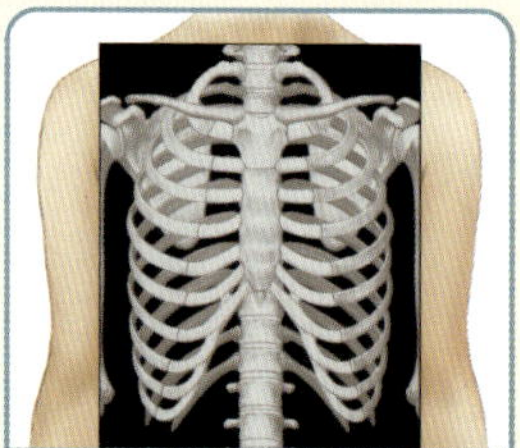
뼈촬영

Q

혈액검사로 빈혈이나 혈중 칼슘농도 신기능 및 비정상 면역단백인 M단백을 측정하게 되고 소변검사로도 소변에 있는 총 단백과 비정상 면역단백인 M단백의 양을 측정하게 됩니다.

혈액검사 및 소변검사

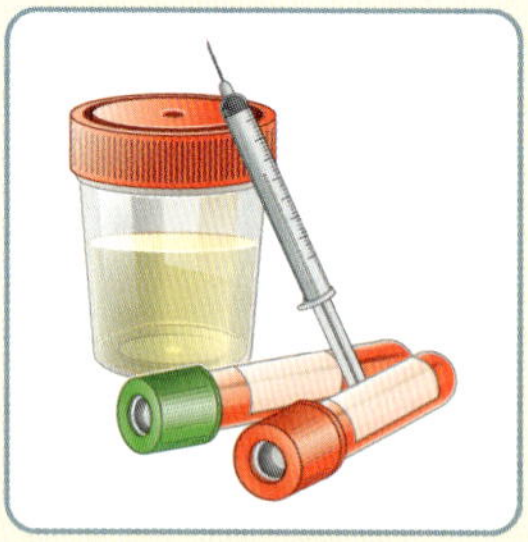

- 일반혈액검사: 백혈구, 혈색소, 혈소판 수치
- 일반화학검사: 칼슘, 신장기능 수치
- 혈청/소변검사: 비정상 면역단백(M단백) 수치
- 혈청 베타2-마이크로글로불린 수치

골수검사는 대개 엉덩이뼈에서 골수 흡입 및 골수 조직의 일부를 채취합니다. 골수검사를 통해 형질세포의 양을 확인할 수 있고, 이를 통해 다발골수종을 진단할 수 있습니다.

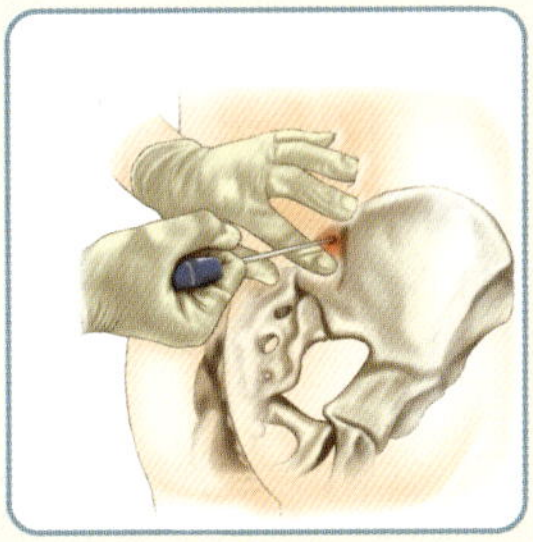

골수검사

- 엉덩이뼈에서 골수 채취 ➡ 골수종세포 확인
- 특수검사 ➡ 염색체 이상 유무 확인

뼈 촬영은 단순 X선이나 CT, MRI, PET 촬영을 통해 전신의 뼈를 촬영하여 뼈의 손상 정도와 종양의 크기 및 침범 정도를 알아볼 수 있는 진단 방법입니다.

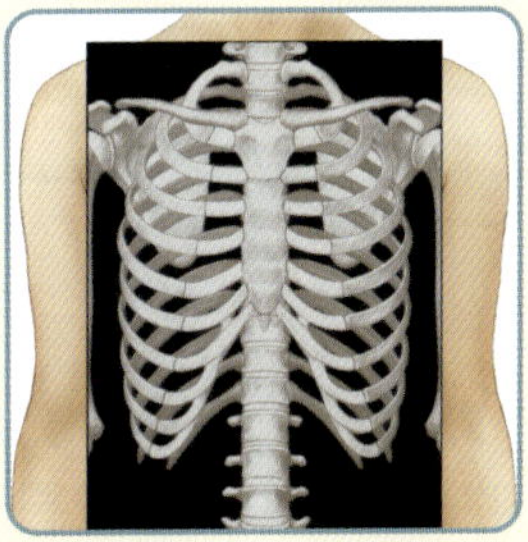

뼈촬영

- 전신 X선 또는 CT, MRI, PET 촬영

  ➡ 뼈의 손상 정도, 종양의 크기 및 침범 정도 확인

만약 골수 외 다른 조직에 종양이 관찰되는 경우 이 부위에서 조직검사를 시행하여 골수외 형질세포종의 여부를 확인할 수 있습니다.

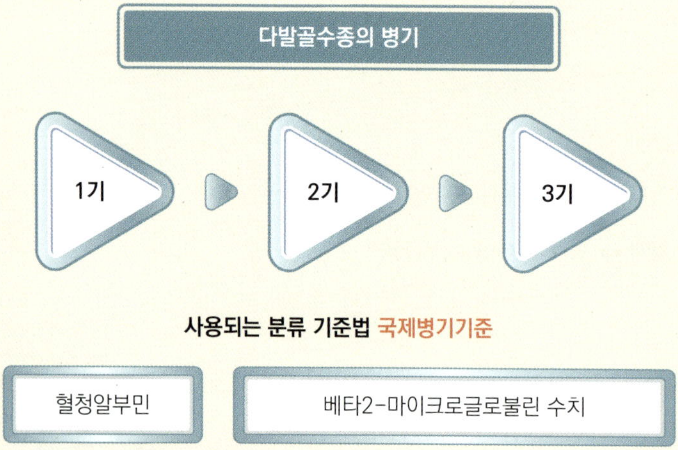

다발골수종의 병기는 1, 2, 3기로 나눌 수 있습니다. 과거에는 듀리-새먼 기준에 따른 분류를 많이 사용했지만, 최근에는 국제병기기준에 따른 분류와 이를 심화 발전시킨 개정된 국제병기기준이 많이 쓰이고 있습니다.

국제병기기준은 혈청 알부민과 베타2-마이크로글로불린 수치로 병기를 결정합니다.

최근에는 염색체 검사와 염색체 이상을 정밀하게 검사하는 FISH 검사 결과와 젖산탈수소효소(LDH) 수치까지 고려하여 개정된 국제병기기준을 사용하고 있습니다.

염색체 검사나 FISH 검사에서 17번 염색체 단완 결실이나 4번과 14번 염색체의 자리바뀜, 14번과 16번 염색체의 자리바뀜이 확인되는 경우에는 치료에 대한 반응이 좋지 못하며 개정된 국제병기기준으로 3기로 분류됩니다.

Q

고칼슘혈증, 신기능장애, 빈혈, 용해성골병변 등의 증상이 없는 다발골수종은 바로 치료를 시작하지 않고 추적관찰을 하기도 합니다. 그러나 증상을 동반한 경우에는 바로 치료를 시작하게 됩니다. 다발골수종 치료 시 우선적으로 조혈모세포이식 가능 여부에 따라 이식대상군과 비이식군으로 구분하여 접근합니다.

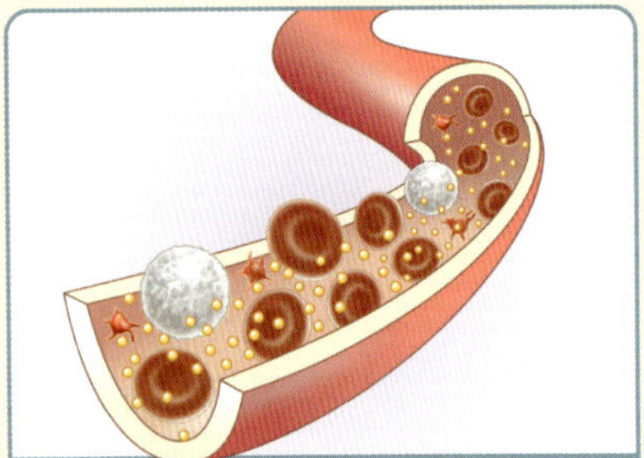

고칼슘혈증

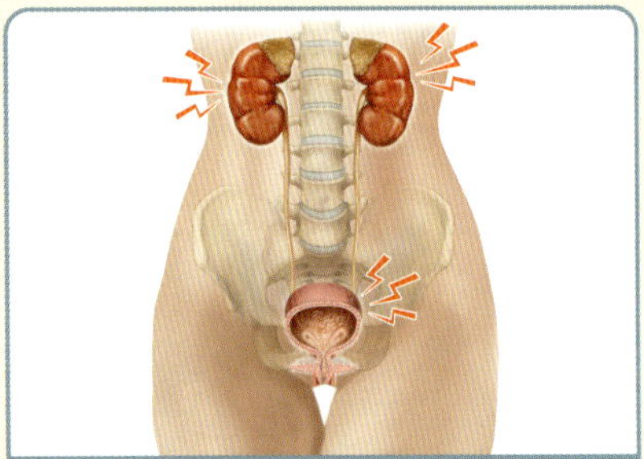

신장기능장애

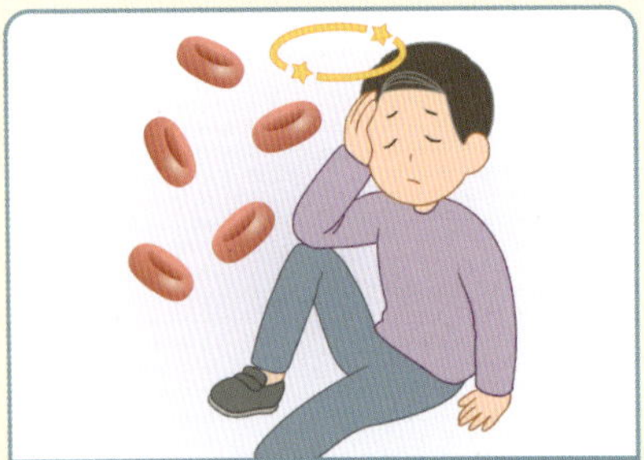

빈혈

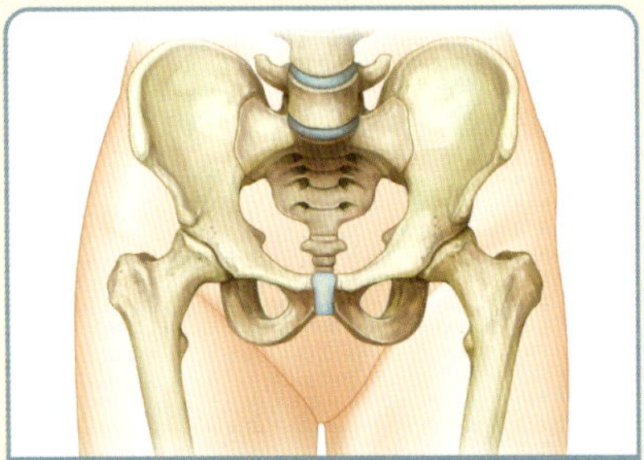

용해성골병변

Q

다발골수종의 일차치료는 항암화학요법입니다. 항암화학요법은 약물로 다발골수종세포를 파괴하는 방법으로 혈관이나 피하로 투약하는 약제를 사용하거나 경구 약제를 사용하게 됩니다. 대부분 항암화학요법은 3~4주마다 반복되는데 이를 통하여 골수 내 증가한 다발골수종세포를 감소시켜서 환자의 면역체계와 골수세포가 정상적으로 회복될 수 있도록 합니다. 다발골수종 치료 중 자가조혈모세포이식이 가능한 환자의 경우 적절한 약물치료로 골수 내 악성 다발골수종 세포를 감소시킨 뒤에 조혈촉진인자를 사용하여 충분한 양의 자신의 조혈모세포를 미리 채집해 두어야 합니다. 이후 고용량의 항암화학요법으로 다발골수종세포를 가능한 완전히 제거한 후 미리 채집해 놓은 자신의 조혈모세포를 이식하게 됩니다.

경우에 따라서는 자신의 조혈모세포를 사용하지 않고 유전적 일치도가 높고 조직적합성 항원이 맞는 공여자로부터 조혈모세포를 공여받고 동종조혈모세포이식을 하는 경우도 있습니다.

일차치료인 항암화학요법에 반응을 보인 후에 재발하거나 불응을 보인 경우 다른 종류의 약물로 구제약물치료를 시행하게 됩니다.

다발골수종 치료 시 여러 종류의 항암제를 단독 혹은 병합요법으로 투여할 수 있습니다.

또한 약제 투약 중에 혈액이나 소변검사 등으로 약제에 대한 반응을 평가하면서 치료를 계속할지 약제를 변경할지를 결정하게 됩니다. 치료 약제나 투약 주기 및 각 약제에 대하여 궁금한 점이 있으면 담당의료진에게 문의하시기 바랍니다.

다발골수종의 치료

◉ **조혈모세포이식이 가능한 경우**

항암화학요법 → 조혈모세포이식 → 유지요법

◉ **조혈모세포이식이 불가능한 경우**

항암화학요법 → 재발/불응 → 구제항암치료

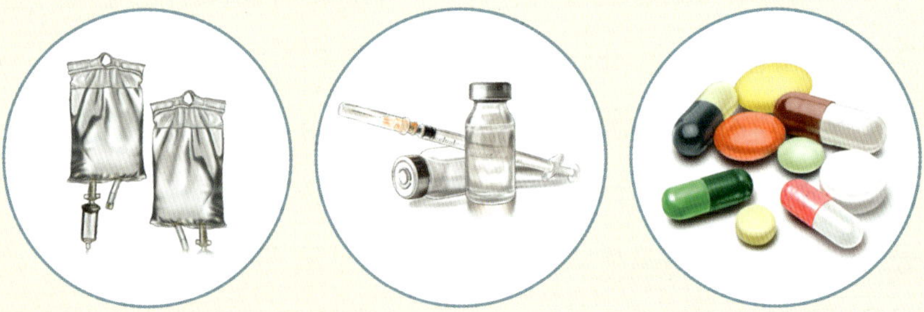

Q

치료 중 약제에 의한 호중구 감소증이 발생하였을 때나 질병의 합병증으로 신장기능 이상이 있을 때를 제외하고는 식사에 대한 특별한 제한은 없습니다. 다양한 음식 섭취를 통해 균형 잡힌 식사를 하시는 것을 권해 드립니다. 그렇지만 다른 약제, 건강보조식품, 한약 등의 복용은 치료 중인 약제와 상호작용이 있거나 간독성 등의 부작용이 발생하여 치료 약제를 정해진 일정대로 투약하기 어려운 경우가 발생할 수 있으므로 반드시 담당 의료진과 상의 후 복용 여부를 결정하여야 합니다.

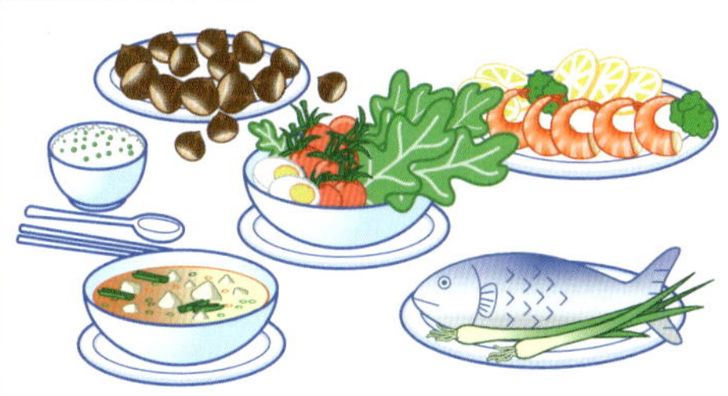

균형 잡힌 식사

운동의 경우는 일상 생활에 대한 제한은 없으나 뼈가 약해진 상태이므로 뼈에 무리가 가는 운동은 삼가는 것이 좋습니다. 가벼운 걷기 운동 정도가 추천되고 있습니다.

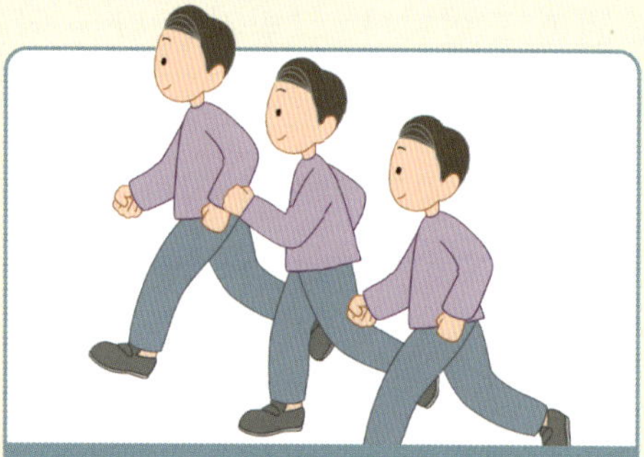

뼈에 무리가 가지 않는 운동

또한 항암치료를 하는 동안에는 감염을 예방하기 위하여 손 씻기, 양치질, 샤워 또는 목욕 등 위생 및 청결에 신경을 써야 합니다. 반복적 발열이 발생하거나 기침이나 감염 등이 발생하는 경우 신속히 담당 의료진에게 진료를 받아야 합니다.

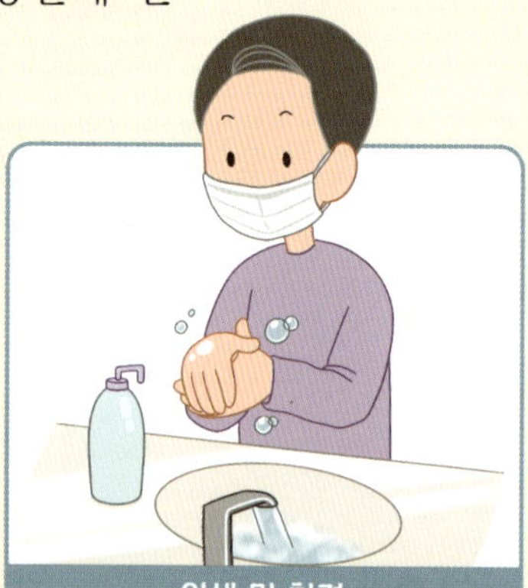

위생 및 청결

환우와 가족들을 위한 **안내서**

다발골수종은 어떤 병인가요?

100문 100답

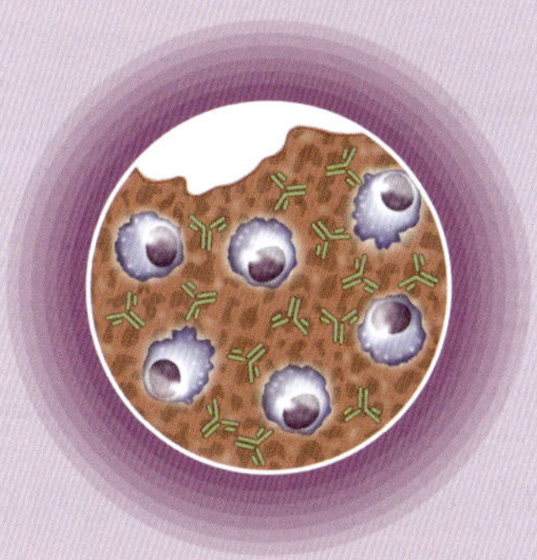

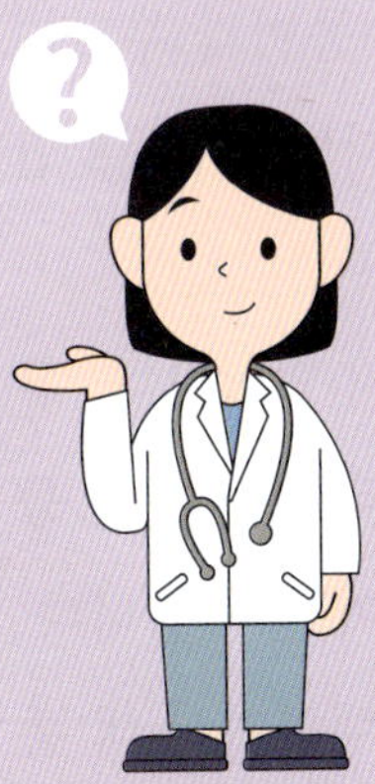

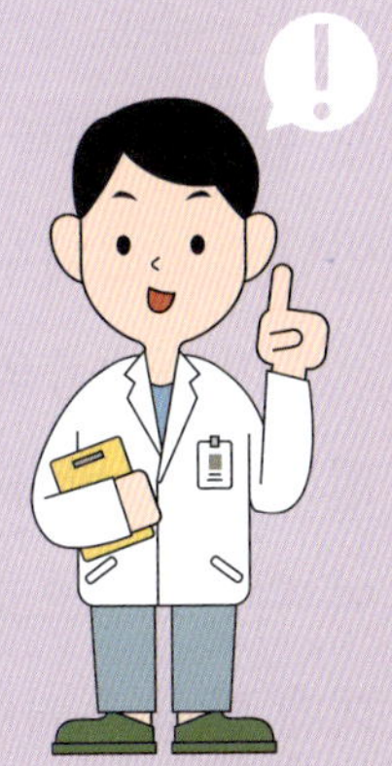

01

다발골수종이란 어떤 병인가요?

다발골수종은 면역에 중요한 역할을 하는 항체를 생산하는 백혈구의 일종인 형질세포가 여러 부위에서 비정상적으로 증식하는 혈액암의 일종입니다. 주로 골수에서 발생하며 간혹 뼈나 근육, 피부 등의 연부 조직에서 종양처럼 덩어리 형태의 형질세포종으로 나타날 수도 있습니다. 다발골수종은 형질세포골수종이라 부르기도 합니다. 다발골수종과 비슷한 명칭인 골수암은 다발골수종뿐만 아니라 골수에서 발생하는 여러 혈액암을 통칭합니다.

다발골수종의 발병 원인은 아직 정확히 밝혀지지 않았으나, 유전적 요소, 방사선이나 유기화학물질에의 노출, 면역 체계 이상 등이 위험요인으로 거론되며 나이가 들수록 발병률이 높아집니다. 대개 발병 초기에는 별다른 증상이 없으나 병이 진행하면서 뼈 통증이나 골절, 피로, 빈혈, 콩팥 이상, 감염에 대한 저항력 저하 등이 나타납니다. 진단은 혈액이나 소변 검사, 골수생검, 영상 검사 등을 통해 이루어집니다. 대부분 다발골수종으로 진행하기 전, 형질세포가 이상 증식하여 비정상단백을 만드는 '의미불명단클론감마병증'이라는 다발골수종 전 단계를 거치므로 일부 환자에서는 증상이 없는 단계에서 건강검진 등을 통해 이상이 처음 발견되기도 합니다. 국내 발병률은 2024년 발표된 2022년 자료에서 인구 10만 명당 3.8명이며 발병 연령은 평균 70세입니다.

치료는 항암제, 항체 요법, 조혈모세포이식, 세포 치료법 등을 적용합니다. 최근 치료법의 급속한 발전으로 인해 치료 성적이 과거와 비교할 수 없을 정도로 좋아진 대표적인 질환입니다.

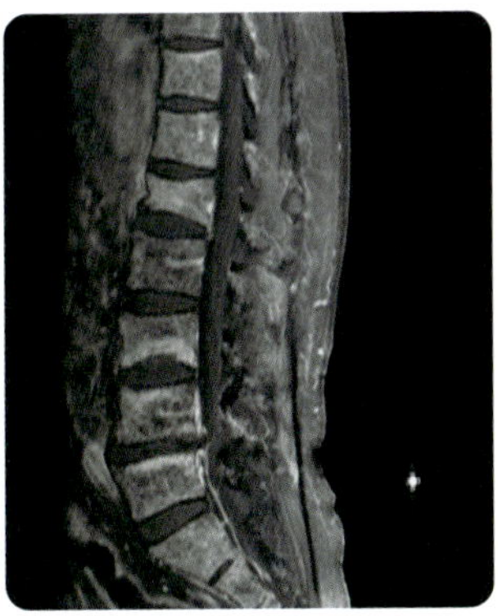

골다공증과 압박 골절이 발생한 척추 MRI 소견

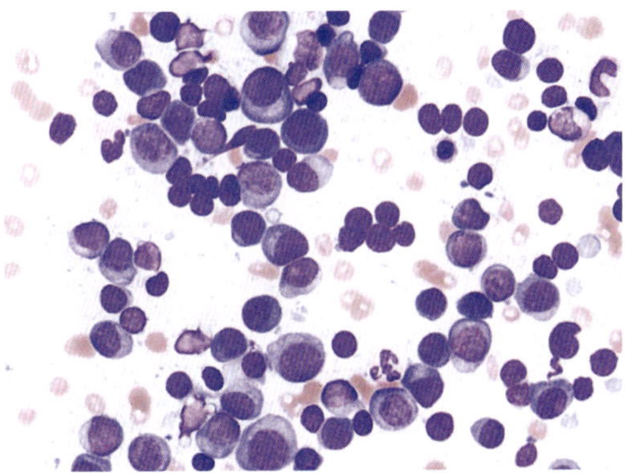

이상 종양 단백인 M단백을 만들고 있는 골수 내 형질세포들

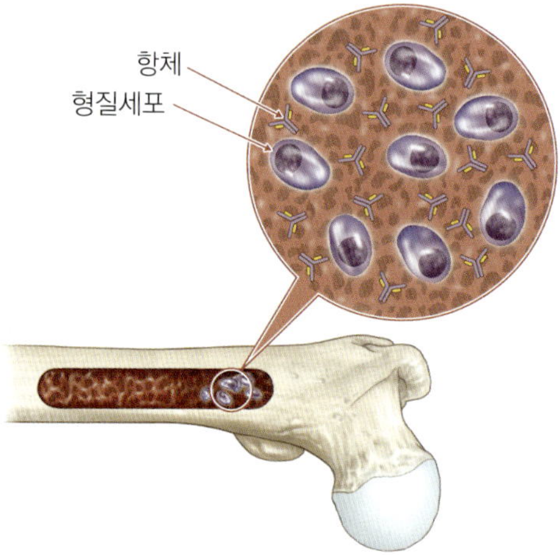

정상인의 골수 내 형질세포와 정상적인 항체

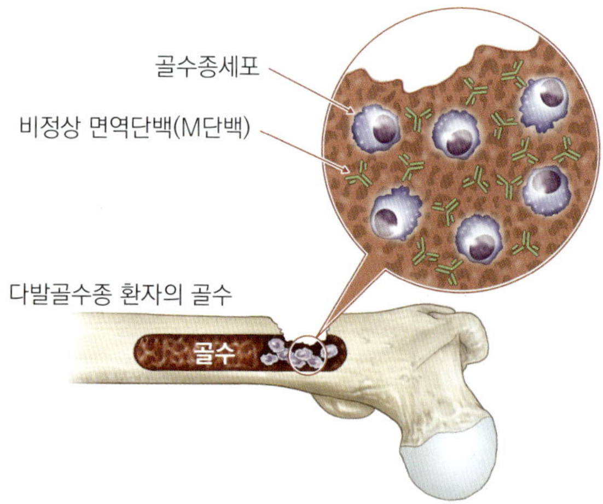

다발골수종 환자의 골수 내 악성화된 형질세포인
다발골수종 세포와 비정상 항체인 M단백

#02

다발골수종은 얼마나 흔하게 발생하는 병인가요?

혈액암에는 여러 종류가 있습니다. 다발골수종은 우리나라에서 림프종 다음으로 흔한 혈액암으로, 전 세계적으로는 해마다 약 19만 명이 다발골수종으로 새롭게 진단받고 있으며, 이는 전체 암 환자 중 약 1%에 해당합니다. 최근에는 환자 수가 점점 늘어나는 추세이고, 앞으로도 꾸준히 증가할 것으로 예상하고 있습니다. 인종마다 발병 위험이 조금 다른데, 흑인에서는 10만 명당 10명이 발생하여 흑인에서 가장 흔한 혈액암이고, 백인에서도 5~6명으로서 비교적 높지만 아시아인에게는 1~3명으로 비교적 낮은 편입니다. 하지만 아시아의 인구가 많아서 다발골수종 환자 수는 아시아가 가장 많습니다.

우리나라에서도 환자 수가 빠르게 늘고 있습니다. 2022년 기준으로 약 2,000명이 다발골수종으로 새롭게 진단되었고, 이는 전체 암 환자의 약 0.7%에 해당하며 발생 순위로는 15위입니다.

1980년대만 해도 전국에서 1년에 20명 정도만 진단되었지만, 1990년에는 100명, 2000년에는 500명, 2010년에는 1,000명을 넘었고, 2020년에는 2,000명에 가까운 숫자로 증가했습니다. 최근 수십 년 사이 가장 빠르게 늘어난 혈액암이 바로 다발골수종입니다.

우리나라에서는 2022년 기준 한 해 동안 약 10,000명의 환자

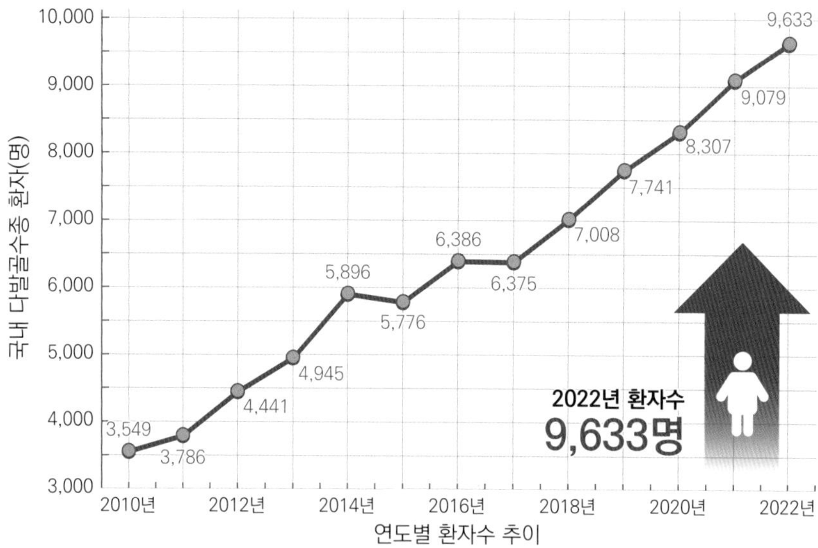

(출처: 건강보험심사평가원 다발골수종 환자 추이, 2022년 기준)

연도별 다발골수종 환자 발생 추이

가 치료를 받고 있습니다. 이는 아시아 지역 중 가장 많은 수준으로 알려져 있습니다. 환자 수가 늘어나는 이유는 여러 가지가 있지만 무엇보다도 인구 고령화와 밀접한 관련이 있습니다. 나이가 들수록 '의미불명단클론감마병증'의 발생이 많아지고, 이 중에 일부가 다발골수종으로 발전합니다. 고령 인구가 더 많은 일본에서도 환자 수가 계속 늘어나고 있기 때문에 우리나라도 앞으로 더 많은 환자가 생길 것으로 예상됩니다. 따라서 고령화 사회를 살아가는 우리 모두가 이 병에 대해 더 많이 알고 대비하는 것이 중요합니다.

03

다발골수종은 형질세포에서 발생하는 암이라는데 형질세포란 무엇인가요?

형질세포란 우리 몸에서 면역을 담당하는 항체를 대량으로 분비하는 세포를 말합니다.

"항체를 만드는 세포는 B 림프구가 아닌가요?"라는 궁금증이 생길 수 있겠습니다.

네! 그것도 맞는 말입니다. 사실 우리 몸의 항체는 B 림프구와 형질세포가 만드는 것입니다.

예를 들면, 어떤 세균이 우리 몸 속에 침입하면 대부분의 B 림프구들은 세균을 알아차리지 못하고 가만히 있습니다. 하지만 일부의 B 림프구는 침입한 세균의 일부(=항원)를 알아차리고 공격(=항체)을 위해 급속히 대량으로 증식합니다. 이때 B 림프구는 항체를 대량으로 생산하기 위해 증식능력이 뛰어난 자손세포로 분화

됩니다. 바로 이 세포가 형질세포입니다. 즉, 형질세포는 우리 몸에서 항체를 대량으로 생산하는 세포로 B 림프구에서 분화된 자손 세포입니다.

B 림프구에서 생긴 암은 B세포 림프종이며, 형질세포가 이상 증식(=악성 형질세포)하여 암이 생긴 것이 다발골수종입니다.

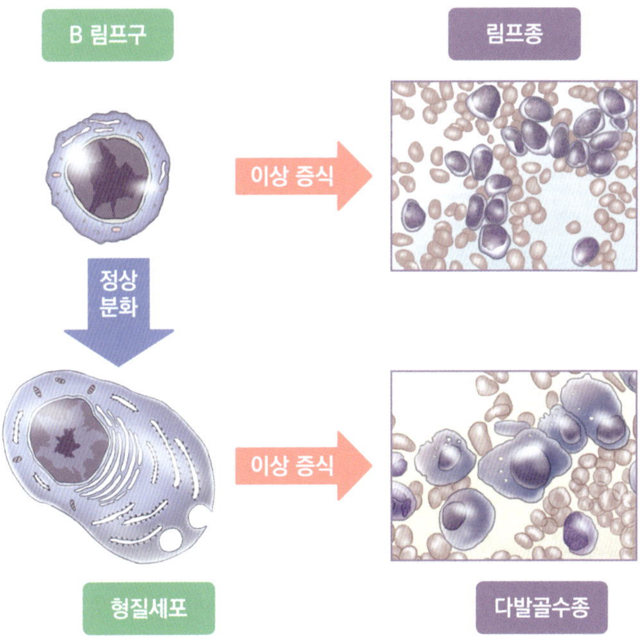

B 림프구 또는 형질세포의 이상 증식에 의한 림프종과 다발골수종의 발생

04

다발골수종은 왜 생기고 누가 잘 걸리나요? 잘못된 생활습관이 원인일까요?

다발골수종의 발병 원인은 아직 완전히 밝혀지지는 않았지만, 여러 요인이 복합적으로 작용하여 발생하는 것으로 알려져 있습니다.

다발골수종은 특정한 인구집단에서 더 잘 발생하는 경향이 있습니다. 남자에서 발생빈도가 높으며 연령에 따라 빈도가 증가합니다. 백인보다 흑인에서 발병률이 약 2배 높으며 아시아인에서는 상대적으로 낮은 편입니다. 진단 당시의 중앙 연령은 70세 정도이고, 40세 이전의 발생은 드문 편입니다.

2차세계대전 시 방사선에 노출된 사람들에게서 20년 지난 후에 빈도가 증가하였다는 보고에 따라 방사선 피폭이 다발골수종 발생과 관련이 있다고 생각합니다. 또한, 농부, 벌목공, 가죽제품

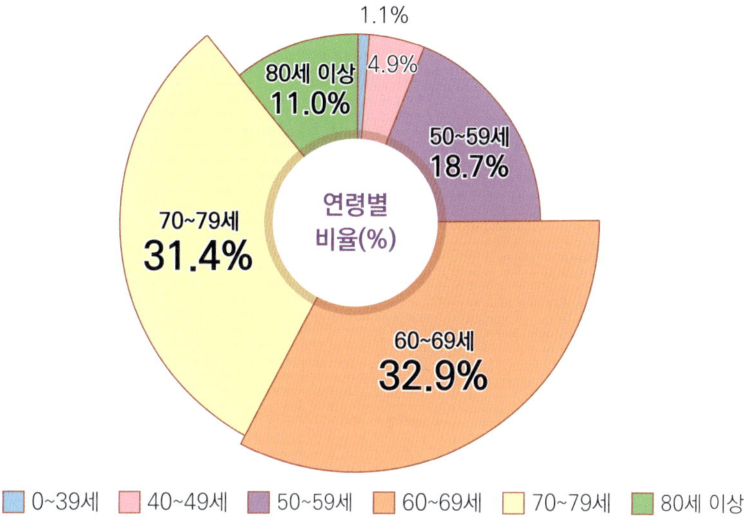

다발골수종 환자의 연령별 환자비율(%)

노동자, 금속 및 석유산업종사자에서 다소 많이 발생한다는 보고가 있습니다. 이는 농약, 벤젠, 살충제, 석면, 유기용매 등의 독성물질에 노출되어 그 위험도가 올라가는 것으로 이해하고 있습니다. 고엽제에 대한 노출도 발병과 연관이 있다고 알려져 있습니다. 다만 이는 다발골수종에 국한된 것이 아니라 모든 혈액암에 해당하는 내용입니다. 또한 자가면역질환과 연관이 있을 수 있는데, 면역 기능이 저하되거나 만성적인 면역자극이 있는 경우 비정상적인 형질세포가 증가할 가능성이 높아지기 때문입니다. 같은 이치로 비만할 경우(BMI≥30) 다발골수종 발생 위험이 증가할 수 있습니다.

이처럼 다발골수종은 유전적 요인과 환경적 요인이 복합적으로 작용하여 생기는 질병으로 잘못된 생활습관만으로 생긴다고 보기는 어렵습니다.

05

다발골수종은 정상인에서 갑자기 발병하는지요? 혹은 병의 전 단계나 발병 징후가 있는지요?

다발골수종은 보통 몇 년에 걸쳐 서서히 발병하는 것으로 알려져 있습니다. 하지만, 전 단계에서는 환자의 자각증상이 없고 일상적인 혈액검사나 사진촬영으로 발견하기 어려우므로 환자 본인으로서는 병에 걸렸는지 알기 어렵습니다. 그러다가 병이 진행되면서 빈혈, 고칼슘혈증, 신기능 저하, 골절 등의 합병증이 하나둘씩 발생하고 이로 인한 무기력, 피로, 부종, 소변의 거품, 허리 또는 다른 뼈의 통증과 같은 증상이 서서히 나타나게 됩니다. 이러한 증상은 대부분 일상생활에서 드물지 않게 겪을 수 있는 것들이기 때문에 처음에는 대수롭지 않게 생각하여 참고 넘어가거나 진통제 복용 등으로 견디다가 신부전이나 골절 등의 급성 합병증이 발생하여 병원에 오시는 경우가 많습니다. 그렇기 때문에 환자는 이 병이 갑자기 생겼다고 생각하기 쉬우나, 사실은 오랜 기간 서서히 진행된 것입니다.

다발골수종의 전 단계 중 가장 초기는 의미불명단클론감마병증이며 조금 더 진행하면 무증상다발골수종이라고 합니다. 이름 그대로 이때까지는 무증상으로 환자가 병의 증상이나 징후를 알기는 어렵습니다. 다발골수종은 주로 60대 중반 이후에 발병하다 보니 당뇨, 고혈압, 심장질환, 신장질환, 골다공증, 퇴행성 관절염과 같은 만성 질환을 동반하고 있는 경우가 많습니다. 따라서 무기력, 피곤, 부종 및 소변의 거품, 허리 또는 다른 뼈의 통증과 같은 증상이 있더라도 기존의 만성 질환과 관련된 증상으로 간주하기가 쉬워 다발골수종을 먼저 의심하기 어렵습니다. 따라서 우선 지역사회의 만성 질환 전문 의료진(예: 내과, 가정의학과 전문의)의 진료를 받은 후 증상의 호전이 없다면, 다발골수종의 가능성을 확인하기 위해 혈액종양내과의 전문적인 진료를 받으시는 것이 좋습니다.

06

다발골수종은 전염되거나 유전되는 병인가요?

결론부터 이야기하자면 다발골수종은 전염되거나 유전되는 병이 아닙니다. 감기나 결핵 등과 같은 감염성 질환은 주변인의 침이나 객담 또는 신체 접촉 등을 통해 세균이나 바이러스가 전파되어 발생합니다. 다발골수종은 세균이나 바이러스에 의해 발생하는 감염질환이 아닙니다.

다발골수종은 항체를 만드는 형질세포에 후천적으로 유전자 돌연변이가 발생하여 형질세포가 암세포로 바뀐 후 무한 증식하는 혈액암으로 가족이나 주변인들에게 전염되지 않습니다.

그렇다면, 유전자 돌연변이는 언제, 왜 일어나는 것일까요? 유전자 돌연변이를 일으키는 원인은 아직 명확하지 않지만, 식습관, 음주, 흡연 그리고 생활습관, 주변환경 등의 다양한 원인에 의해

후천적으로 발생하는 것으로 알려져 있습니다. 즉, 태어날 때부터 어머니나 아버지로부터 암을 발생하게 하는 유전자를 물려받아서 다발골수종이 발생하는 것이 아니라, 살면서 후천적으로 유전자 돌연변이가 발생하여 암으로 진행되는 것으로 이해하시면 됩니다.

정리하면, 다발골수종은 타인으로부터 옮거나 옮기는 전염성 질환이 아니며, 후손에게 유전되는 질환이 아니므로 가족이나 친지들에게 이 병이 퍼질 우려는 없다고 볼 수 있습니다.

#7

다발골수종은 완치되는 병인가요? 생존기간은 얼마나 되나요?

최근 치료 성과가 많이 좋아졌지만, 다발골수종은 여전히 완치가 어려운 병으로 분류됩니다.

하지만 "완치가 절대 불가능하다"는 뜻은 아닙니다. 실제로 10년 이상 재발 없이 잘 지내는 환자도 수백 명 이상 있습니다. 다만 백혈병이나 림프종처럼 많은 환자들이 완치되는 병은 아니라는 의미입니다.

그 이유는, 다발골수종의 암세포를 이론적으로 완전히 없애는 것이 어렵기 때문입니다.

그래서 요즘 치료의 목표는 암세포를 최대한 줄여서 우리 몸의 면역 시스템이 스스로 조절할 수 있는 정도로 유지하는 데 있습니다. 이런 상태를 완치에 가까운 상태로 보고 있습니다. 예를 들어 우리나라 자료가 포함된 국제다발골수종연구그룹(IMWG)의 최근 연구에 따르면 자가조혈모세포이식을 받은 환자 중 약 14.3%는 오랫동안 병이 재발하지 않고 생존하고 있다고 보고되었습니다. 특히 이식 후 1년 후에도 완전관해 상태를 유지한 환자일수록 장기 생존 가능성이 높았습니다.

더 나아가 CAR-T 세포 치료나 이중항체 혹은 삼중항체 치료제 같은 최신 신약들이 빠르게 개발되어 실제 치료에 사용되면서부터 치료 성과가 눈에 띄게 좋아지고 있습니다. 이런 신약들과 강력한 유지요법 등의 치료전략이 도입되면서 앞으로는 완치에 가까운 환자 수가 점점 늘어날 것으로 기대되고 있습니다.

최근 보고된 결과에 따르면 이식대상자인 경우는 평균 생존기간이 8년 이상, 비이식대상자의 경우는 5년 이상으로 생존율이 크게 증가하였습니다. 하지만 고위험군의 경우는 평균 3년 정도의 생존을 보입니다. 물론 개인마다 병의 진행속도, 건강상태, 치료반응에 따라 차이가 크지만, 새로운 신약과 치료법이 계속 발전하고 있기 때문에 앞으로 치료 성적은 이보다 더 좋아질 것으로 예측됩니다.

#08

다발골수종 환자는 어떤 증상을 보이나요?

다발골수종의 증상은 크게 ① 형질세포 증식으로 인하여 뼈가 약해지고 파괴됨으로써 나타나는 증상 ② 골수 내 형질세포는 증식하고 정상 혈액세포는 생성이 억제되어 발생하는 증상 ③ 형질세포에서 만들어진 비정상적인 단클론단백 때문에 생기는 증상으로 분류할 수 있습니다. 이를 각 항목별로 살펴보면 다음과 같습니다.

1. 뼈가 약해지고 파괴됨으로써 나타나는 증상

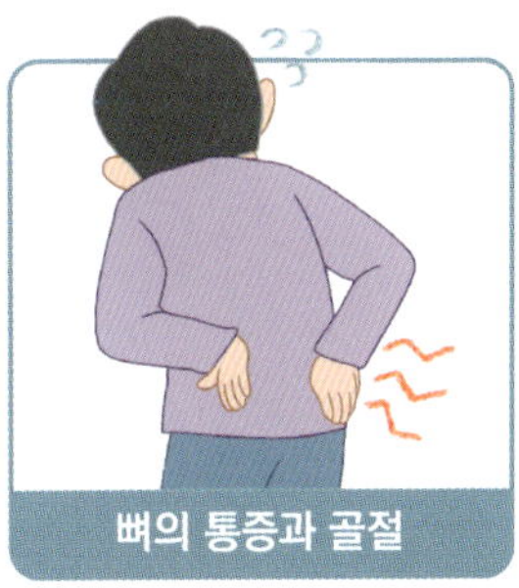
뼈의 통증과 골절

악성 형질세포의 생성장기인 골수를 지닌 기둥뼈가 파괴됨으로써 기둥뼈가 지탱하는 척추, 가슴, 골반 등에서 통증이 발생합니다. 그리고 심하면 골절까지 이르게 됩니다. 통증은 아침에 자고 일어나 움직일 때 특히 두드러집니다. 이는 팔다리 등 사지에서 주로 나타나거나 휴식 후 아침에는 완화되었다가 활동 후 악화되는 다른 질환들의 통증과 구별되는 특징이라고 할 수 있습니다. 또한 파괴된 뼈의 주 성분인 칼슘이 과도하게 혈액에 쌓여 갈증, 구역질, 변비, 정서나 의식 장애 등의 고칼슘혈증에 의한 증

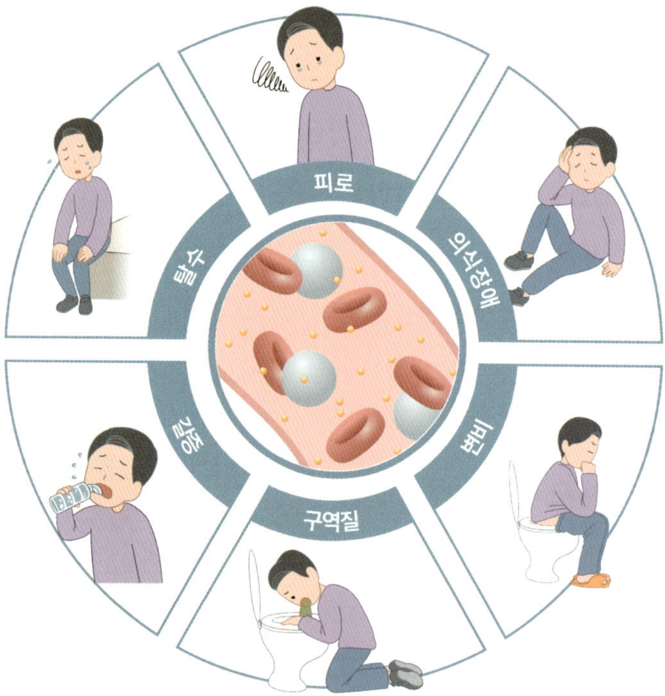

고칼슘혈증에 의한 증상

상이 발생할 수 있습니다.

2. 골수에서 형질세포의 증식과 정상 혈액세포 생성이 억제되어 나타나는 증상

형질세포의 악성 증식은 정상적인 혈액세포인 적혈구, 백혈구, 혈소판 생성을 저하시켜 여러 전신 증상이 발생합니다. 적혈구 생산이 저하되면 빈혈이 발생하여 전신쇠약, 어지럼증, 숨참 등의 증상이 발생합니다. 백혈구(림프구 포함) 생산이 저하되면 세균, 진균, 바이러스 등의 인체 침입에 대한 저항력이 감소하여 감염 빈도의 증가로 연결됩니다. 혈소판 생산이 저하되면 지혈기능에 장애가 생겨 작은 충격에도 멍 혹은 자반이 잘 생기는 등의 출혈 경향이 동반될 수 있습니다.

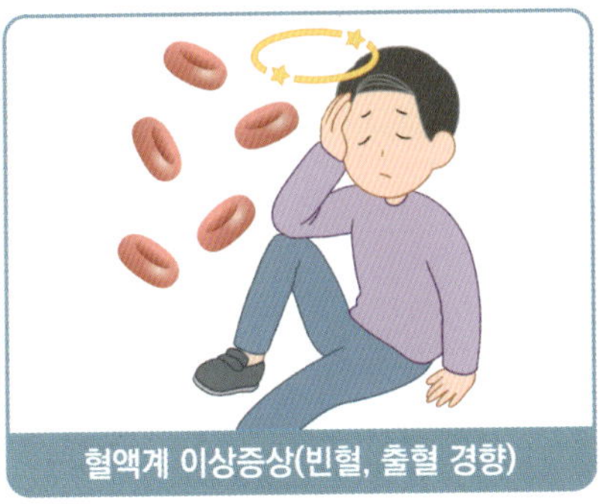

혈액계 이상증상(빈혈, 출혈 경향)

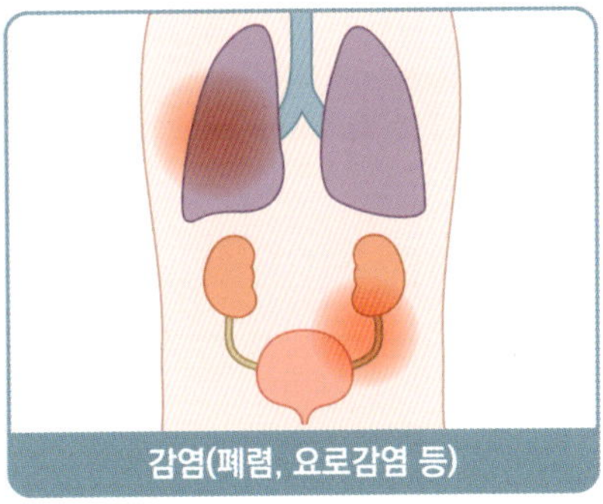

감염(폐렴, 요로감염 등)

3. 형질세포에서 만들어진 비정상적인 단클론단백에 의한 증상

악성 형질세포에서 생산된 단클론단백이 혈액으로 분비됨으로써 인체 순환 혈액의 점도가 높아지는 과점도증후군이 초래되어 여러 증세(예: 어지럼, 숨참 등)가 발생합니다. 그리고 혈액 순환 단클론단백이 장기에 쌓이면 해당 장기기능이 저하됩니다(예: 신장 침범으로 인한 단백뇨 및 신기능장애). 또한 단클론단백은 혈소판과 응고인자의 지혈기능을 방해하여 출혈 경향을 악화시킬 수 있습니다.

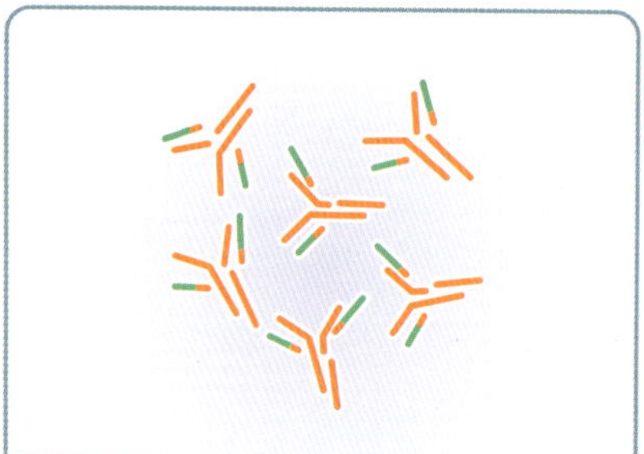
M단백의 신장 침착

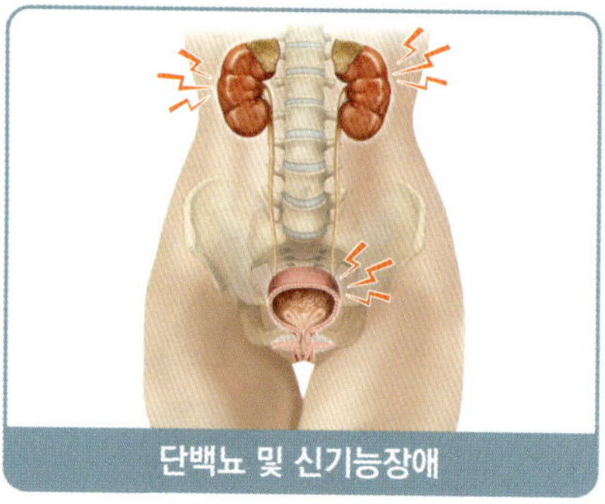
단백뇨 및 신기능장애

#09

어지럽고 힘이 없어요. 숨도 좀 차고요. 병하고 관련이 있나요?

어지럽거나 조금만 움직여도 금방 피곤하고 숨이 차다면 빈혈이 있어서 그럴 수도 있습니다.

빈혈이란 우리 몸의 혈액 안에 산소를 운반하는 적혈구나 혈색소(헤모글로빈)가 부족한 상태를 말합니다. 혈색소는 적혈구 안에 있는 단백질로 폐에서 받아들인 산소를 몸 전체로 실어 나르는 역할을 하는데, 적혈구나 혈색소가 부족해지는 상황이 되면 우리 몸 전체로 산소가 충분히 공급되지 않기 때문에 쉽게 피로해지고 어지럽거나 숨이 차게 되는 것입니다. 빈혈은 다발골수종의 흔한 동반 증상 중 하나로, 골수기능 저하, 염증, 신장기능 저하, 영양 문제 등이 복합적으로 작용해서 생깁니다. 또한, 다발골수종을 치료하는 약물 자체가 빈혈을 일으키는 경우도 있습니다.

다발골수종에서 빈혈을 치료하려면 우선 다발골수종이 잘 치료되면 암세포가 줄어들면서 골수 기능도 회복되어 빈혈이 함께 좋아질 수 있으므로 질환 자체의 치료가 가장 중요합니다. 이와 함께 원인과 정도에 따라 수혈, 적혈구 생성 촉진제 및 철분, 엽산 및 비타민 B12 같은 영양보충 등의 다양한 방법을 상황에 따라 사용할 수 있습니다.

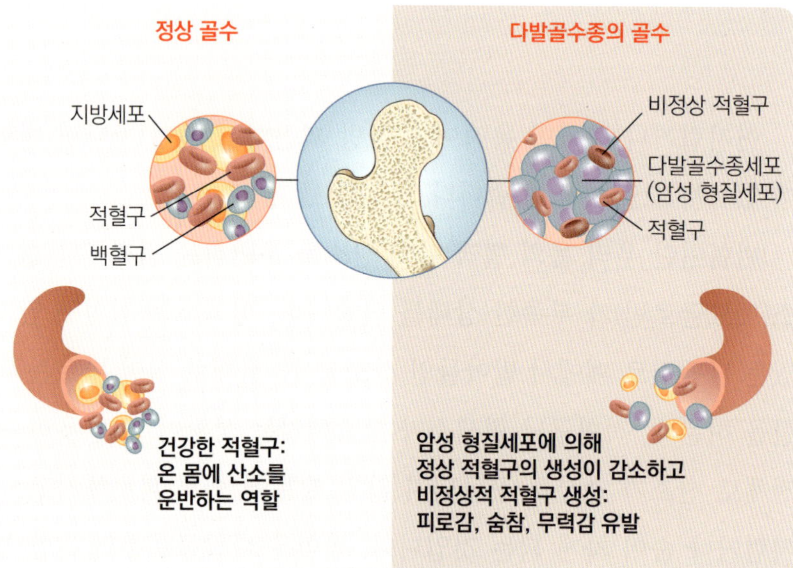

다발골수종에 의한 빈혈 발생 기전

#10

몸이 붓고, 소변에서 거품이 많이 나요. 병하고 관련이 있나요?

몸이 붓는 증상은 다양한 원인에 의해 생길 수 있습니다. 다발골수종 환자가 부종이 생겼다면 질환과 동반된 빈혈이나 저알부민혈증, 심장기능 저하, 신장기능 저하, 정맥혈전증, 혹은 약제의 부작용 등이 원인일 수 있습니다. 다발골수종은 신장에 손상을 일으켜 단백뇨를 유발하고 체내 수분 조절에 문제를 일으켜 부종을 유발할 수 있습니다. 그 외의 일반적인 부종의 원인으로는 급성 신장염, 신부전, 심부전, 간질환, 갑상선 기능저하증, 림프부종, 약물 부작용, 월경전증후군 등을 감별해야 합니다. 따라서 '몸이 붓는다'는 증상이 반드시 다발골수종과 관련이 있는 것은 아니고, 정확한 원인에 대해서는 담당 선생님의 진료를 받는 것이 중요합니다.

소변에 단백질이 있는 것을 단백뇨라고 합니다. 단백뇨가 있는 경우에는 비누처럼 표면장력이 낮아져서 소변에 거품이 많을 수 있습니다. 따라서 단백뇨가 있는 다발골수종 환자들에게서 거품뇨가 있기도 합니다. 하지만 '소변에 거품이 많으면 단백뇨가 있는 것이다'라고 단정적으로 말할 수는 없습니다. 앞서 언급한 대로 단백뇨가 있어서 거품뇨가 발생하는 경우보다는 소변줄기의 세기가 강하여 거품이 발생하는 경우가 더 흔하기 때문입니다. 단백뇨 때문에 발생하는 거품뇨는 시간이 지나도 거품이 없어지지 않고 한동안 유지되는 특징이 있습니다. 거품뇨의 또 다른 원인으로는 신장질환(사구체신염, 신증후군 등), 당뇨병, 고혈압 등이 원인이 될 수 있고 격렬한 운동 후, 탈수, 고단백 식사 등으로 인해 일시적으로 거품뇨가 나타날 수 있습니다. 마지막으로 소변이 농축되거나 배출 속도가 빠를 경우 거품이 생길 수 있습니다. 따라서 거품뇨 및 단백뇨가 있다고 해서 모든 원인이 다발골수종이라고 할 수는 없습니다.

#11

허리가 몹시 아파요. 특히, 움직일 때 더 아프네요. 병하고 관련이 있나요?

뼈 통증은 다발골수종 환자가 가장 흔하게 호소하는 증상으로 질환의 경과 중 약 80% 이상의 환자가 경험하는 것으로 알려져 있습니다. 이러한 뼈 통증은 움직임에 의해 악화되는 경우가 많습니다. 허리, 골반 및 갈비뼈가 위치한 가슴 부위에 흔하게 발생하지만 사지를 포함한 다른 부위에 생길 수도 있습니다. 이러한 통증의 종류 및 정도는 개인별로 다양하게 나타날 수 있으며 경우에 따라 척추 압박골절을 포함한 병적 골절로 인해 아주 심한 통증을 일으키거나 신경을 압박하여 마비를 일으킬 수도 있습니다. 만약 허리 통증과 함께 팔 또는 다리의 힘이 약해지거나 저린 증상, 배뇨장애 혹은 배변장애가 동반된다면 골절된 척추뼈가 척수신경을 누르는 척수압박의 증상일 수 있으므로 즉시 의료진에게 알려야 합니다.

다발골수종의 뼈 병변을 정확하게 진단하기 위해서는 전신 저선량 CT (컴퓨터단층촬영), 전신 MRI (자기공명영상) 및 PET-CT (양전자방출단층촬영) 등의 검사를 시행하고 있습니다. 뼈통증에 대한 치료로는 다발골수종에 대한 치료와 함께 여러 기전의 진통제 및 흔히 뼈주사라 불리는 비스포스포네이트 제제를 투여하며, 심하거나 척수압박이 동반되어 있는 경우 방사선치료 및 수술이 필요한 경우가 있습니다.

환자의 효과적인 통증 치료를 위해 가장 중요한 것은 자신의 통증을 의료진에게 정확하게 알리는 것입니다. 본인 통증의 부위, 시작 시점, 양상 및 일상생활에 대한 지장 여부, 호전 및 악화 요인이 무엇인지를 파악하고 진료시에 적극적으로 알려주시기 바랍니다.

#12

다발골수종 환자가 폐렴 등 감염에 약한 이유는 무엇인가요?

형질세포의 본연의 역할은 세균이나 바이러스 등의 감염원이 우리 몸에 들어왔을 때 감염원에 대한 항체를 만들어서 감염을 막아주는 것입니다. 다발골수종은 이 형질세포에서 발생하는 암입니다. 따라서 비정상 형질세포가 비정상적인 항체를 과도하게 만들어 내는 반면, 정상적인 항체의 생산은 감소되고 감염원에 대한 항체의 생산 역시 감소하여 감염원에 대한 면역력이 저하됩니다. 비정상적인 형질세포가 골수를 광범위하게 침범한 경우에는 림프구와 호중구 등의 면역세포의 생산이 감소될 수 있는데 이 역시 면역력 저하의 원인이 될 수 있습니다. 다발골수종으로 진단되면 고용량의 스테로이드를 포함하는 항암치료를 받게 되는데 스테로이드와 여러 항암제가 림프구를 억제하고 호중구감소증을 유발하기 때문에 감염의 위험성이 더 증가됩니다.

감염 합병증은 다발골수종 환자들을 사망에 이르게 하는 가장 큰 원인이며, 치료 시작 후 3개월 내에 감염병 발생위험이 높습니다. 폐렴이나 요로감염, 균혈증 같은 세균감염과 대상포진, 독감 등의 바이러스감염, 폐포자충 폐렴 등의 기회감염이 잘 발생합니다. 다발골수종으로 진단되면 감염병을 예방하기 위해 예방적 항생제와 항바이러스제를 복용하게 되고 폐렴 예방접종과 가을철 독감 예방접종이 필요합니다.

다발골수종에 대한 치료 중 발열, 기침, 가래, 호흡곤란, 배뇨통 등과 같은 감염이 의심되는 증상이 발생한 경우에는 조기에 병원에 내원하여 감염병에 대한 적절한 치료를 받아야 합니다.

#13

다발골수종은 어떻게 진단하나요?

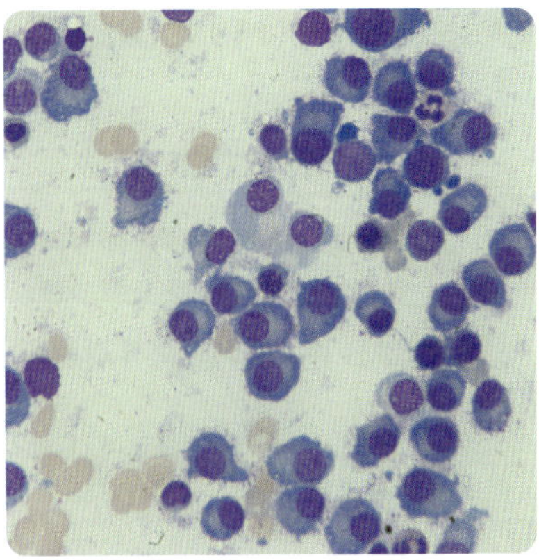

전형적인 다발골수종 골수 현미경 소견

다발골수종은 면역글로불린을 만드는 형질세포가 암의 특징인 단일세포증식을 통해 만들어 내는 한 가지 종류의 비정상적인 단클론 단백질, 즉 M단백이 혈청이나 소변에 존재하는지 여부를 확인하여 진단을 시작합니다.

다발골수종은 골용해성 뼈 병변과 함께 고칼슘혈증, 이차감염, 신장을 비롯한 장기의 손상, 빈혈, 신경학적 증상 등이 일어날 수 있는데, 이런 증상이 있으면 다발골수종으로 진단하고, 만일 이런 증상이 아직 없으면 '무증상' 다발골수종으로 따로 분류하게 됩니다.

따라서 진단을 위해서는 환자의 혈청 및 소변검사, 골수검사와 단순 방사선검사, CT (컴퓨터단층촬영), MRI (자기공명영상) 등과 같은 영상검사가 필요합니다. 또 최근에는 예후나 잔존 병소 추적을 위해 PET-CT (양전자방출단층촬영) 등을 시행하기도 합니다.

정리하자면, 다발골수종은 골수 내 클론성 형질세포가 10% 이상이거나 혹은 조직학적으로 확인된 형질세포종이 있으면서, 아래 기술된 다발골수종 정의 기준(다발골수종으로 판단할 수 있는 중요한 징후)이 한 개 이상 있을 때 확진할 수 있습니다.

다발골수종 정의 기준

◉ CRAB 존재(다음 중 1개 이상)

- C=고칼슘혈증(혈청 칼슘이 정상보다 1.0 mg/dL 이상 혹은 11.0 mg/dL 이상)
- R=신부전(혈청 크레아티닌 2.0 mg/dL 이상 혹은 크레아티닌 청소율 40 mL/분 미만)
- A=빈혈(혈색소 10.0 g/dL 미만 혹은 정상보다 2.0 g/dL 이상 감소)

- B=영상검사에서 골용해성 병변이 한 개 이상 존재

◉ **골수 내 클론성 형질세포가 60% 이상**

◉ **비정상적인 혈청유리경쇄 비율 1:100 이상**

◉ **MRI 검사에서 5 mm 이상의 국소 병변이 두 개 이상**

14

다발골수종 환자는 일반적인 혈액검사에서 어떤 이상 소견이 보이나요?

흔히 하는 혈액검사인 전혈구 검사(CBC)와 생화학 검사에서 이상 소견을 확인할 수 있습니다. CBC는 백혈구, 적혈구, 혈소판 수치를 확인하는 검사이고 생화학검사는 혈장의 다양한 화학성분들의 측정을 통해 신장기능, 간기능, 전해질 수치를 확인하는 검사이며 대부분의 의료 기관에서 시행 가능합니다.

1. 빈혈(전혈구검사)

다발골수종은 골수 내 형질세포에서 발생하는 암으로, 비정상 형질세포가 골수 내에서 과도하게 증식하게 됩니다. 이렇게 되면 골수에서 정상적으로 적혈구의 생산이 이뤄지지 않아 혈색소가 감소하는 빈혈이 발생합니다. 백혈구나 혈소판 감소는 빈혈만큼 흔하지는 않습니다.

2. 혈청 크레아티닌 농도가 증가(생화학 검사)

골수 내에서 과잉 증식한 비정상 형질세포가 만들어낸 M단백은 신장기능 손상을 유발하는데, 이런 경우 신장기능을 대변하는 혈청 크레아티닌 농도가 증가할 수 있습니다.

3. 단백질 증가와 알부민 감소(생화학 검사)

정상적으로는 존재하지 않는 M단백으로 혈청 총 단백량이 증가하는 결과가 나타납니다. 알부민과 글로불린의 비율도 이상이 생기는데 정상인에서는 알부민이 더 많아서 알부민/글로불린 비율은 1.0 이상이나 다발골수종에서는 비정상적인 면역글로불린이 많이 만들어져 글로불린이 증가하므로 알부민/글로불린 비율이 1.0 이하로 낮아지게 됩니다.

4. 칼슘 증가(생화학 검사)

다발골수종 세포는 파골 세포를 활성화함으로써 뼈를 분해하므로 뼈 속에 있는 칼슘이 혈액으로 나와서 혈청 칼슘 농도가 비정상적으로 증가할 수 있습니다.

결론적으로 다발골수종의 경우 일반적인 혈액검사에서 혈색소 감소, 혈청 크레아티닌 증가, 혈청 단백 증가, 혈청 칼슘 증가 등이 나타날 수 있습니다. 하지만 이런 검사 이상은 다발골수종이 아닌 다른 질환에서 나타날 수도 있고, 또 다발골수종에서도 상기 소견이 모두 나타나는 것은 아닙니다.

#15

면역글로불린이란 무엇이고, M단백이란 무엇인가요? 어떻게 검사하나요?

면역글로불린이란 인체의 면역에서 중요한 항체 역할을 담당하는 혈청 내 단백질로, G, A, M, D, E의 다섯 종류가 있습니다. 단클론면역글로불린은 하나의 세포가 분열하여 증식된 비정상적인 세포 집단에서 만들어 낸 동일한 면역글로불린을 의미합니다. 단클론면역글로불린은 대부분 림프종이나 다발골수종 등의 림프구 계열 혈액암과 연관이 있습니다.

M단백이란 단클론 단백을 의미하며, 앞에 나온 '단클론면역글로불린'과 같은 말이라고 보시면 됩니다. 즉 'M'은 '단클론(monoclonal)'의 알파벳 첫 글자에서 따온 것입니다. 혈액이나 소변에서 이러한 M단백이 검출된다면 다발골수종과 같은 혈액질환이 동반되어 있을 가능성이 높습니다.

검사는 주로 단백전기영동검사법이나 면역고정검사법을 사용하며, 혈액과 소변으로 검사합니다. 단백전기영동검사법은 M단백의 존재와 대략적인 양을 알 수 있는 검사이고, 면역고정검사법은 M단백의 정확한 아형을 확인하여 진단 및 치료 후 추적검사에 도움이 되는 검사입니다. 검사를 위한 소변은 한 번 받은 소변보다는 '24시간 소변'이 바람직합니다. '24시간 소변'이란 병원에서 나누어 준 전용 용기에 24시간 동안 모은 소변을 말하며, 일정한 시간(예: 오전 8시)에 시작하여 다음 날 그 시간(예: 다음 날 오전 8시)까지 모으도록 합니다.

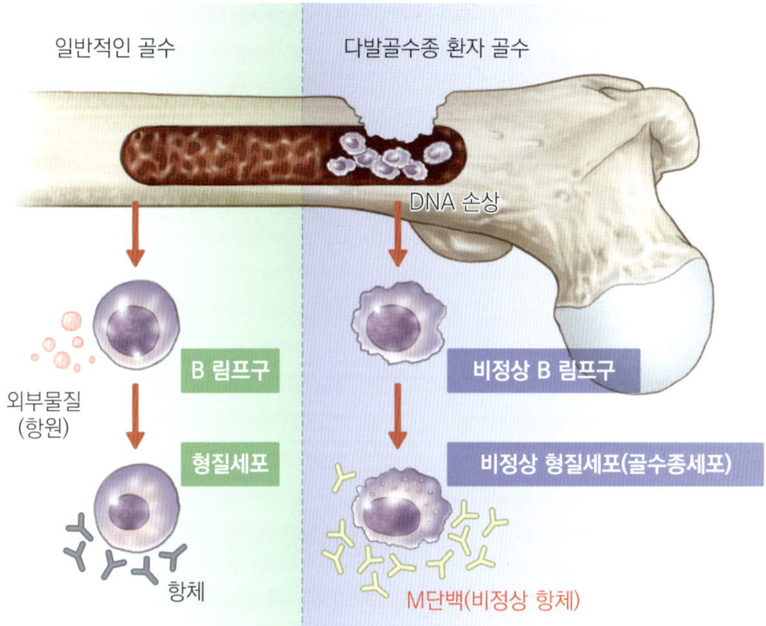

M단백의 생성 과정

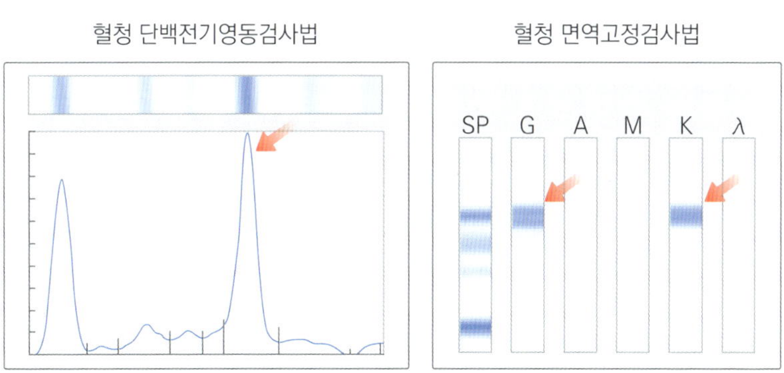

단백전기영동검사법 및 면역고정검사법: M단백(→)

#16

M단백 검사와 혈청 유리경쇄 검사는 다른 것인가요?

면역글로불린은 2개의 중쇄와 2개의 경쇄가 결합된 상태로 만들어집니다. 유리경쇄란 형질세포에서 면역글로불린이 만들어지는 과정에서 중쇄와 결합하지 못하고 혈청 내에 자유롭게 떠다니는 형태의 경쇄를 의미합니다. 경쇄는 카파경쇄와 람다경쇄로 두 가지 종류가 있습니다.

M단백 검사는 완전한 면역글로불린의 형태를 가지는 단클론면역글로불린을 측정하고, 혈청 유리경쇄 검사는 카파 및 람다경쇄의 농도와 카파/람다경쇄 비율을 측정합니다. 다발골수종 같은 형질세포 질환에서는 유리경쇄도 단클론의 특징을 가지므로 카파경쇄나 람다경쇄 중 한 가지가 증가합니다. 카파경쇄가 증가하면 카파/람다경쇄 비율이 정상범위 이상으로 증가하고, 반대로 람다경

쇄가 증가하면 카파/람다경쇄 비율은 정상범위 이하로 감소합니다. M단백은 대부분의 다발골수종 환자에서 검출되므로 질병의 초기 진단과 치료 반응 평가에 사용되며, 생성되는 단클론면역글로불린의 종류(예: IgG-kappa, IgM-lambda, IgA-kappa 등)를 확인할 수 있습니다. 하지만 M단백 검사는 민감도가 상대적으로 낮아 M단백이 적게 생성되는 경우나 비분비형 다발골수종에서는 검출이 어려울 수 있습니다. 혈청 유리경쇄 검사는 민감도가 높아 M단백이 검출되지 않는 비분비형 다발골수종에서도 카파/람다경쇄 비율의 증가 또는 감소로 다발골수종 진단이 가능하며 유리경쇄 간의 차이와 비율을 치료 반응 평가에 이용할 수 있습니다. 결

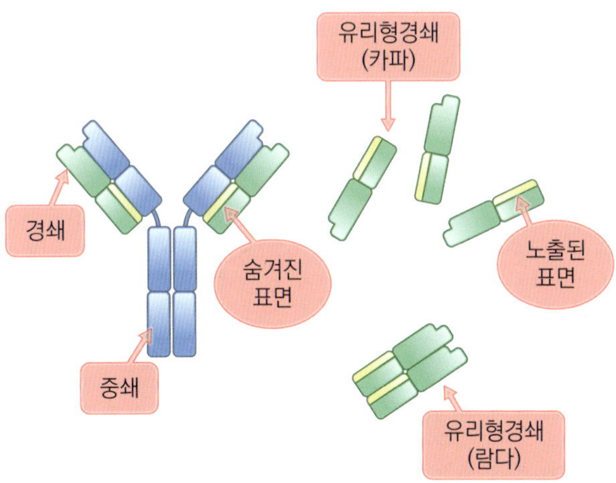

면역글로불린의 구조

론적으로 M단백 검사와 혈청 유리경쇄 검사는 다른 검사이며, 형질세포 질환의 진단 및 치료반응 평가에 상호보완적으로 사용되는 필수 검사 항목입니다.

#17

골수검사는 왜 하나요?
어떻게 하는 검사이고
검사 전 어떤 준비를 해야 할까요?

다발골수종은 형질세포에서 유래한 혈액암으로, 형질세포는 주로 골수에 있기 때문에 정확한 진단 및 치료 반응을 확인하기 위해서 골수검사를 시행합니다. 골수를 채취하여 형질세포의 증식을 확인하고 유전자 이상을 비롯한 다양한 예후 관련 검사도 함께 진행합니다.

검사 과정은 옆으로 벽을 보고 눕거나 엎드린 자세에서 국소마취를 시행하고, 피부를 작게 절개한 후 보통 사용하는 주사기 바늘보다 조금 더 길고 두꺼운 바늘로 후장골능선의 골반뼈 안에 있는 골수를 뽑아냅니다. 검사 후 지혈을 위해 일정 시간 동안 검사 부위를 압박할 수 있는 자세(대개의 경우 바로 누워서)로 안정을 취합니다.

검사 전에 특별히 준비할 사항은 없으나, 식사는 가볍게 하시거나 검사 후에 드시는 것을 권유드리며, 검사 전 미리 화장실을 다녀오시는 것이 좋습니다. 검사 당일 검사하는 의료진의 지시에 따라 옆으로 또는 엎드린 자세를 하시면 됩니다. 혈액을 묽게 하는 약(아스피린, 와파린, 직접작용 경구항응고제 등)을 복용 중인 경우 대부분은 약을 중단할 필요는 없지만, 지혈이 잘되지 않을 수도 있고 약제 종류 및 상태에 따라 중단해야 할 수 있으므로 미리 상담하시고, 검사 후에는 지혈이 잘되는지 확인해야 합니다. 검사 후

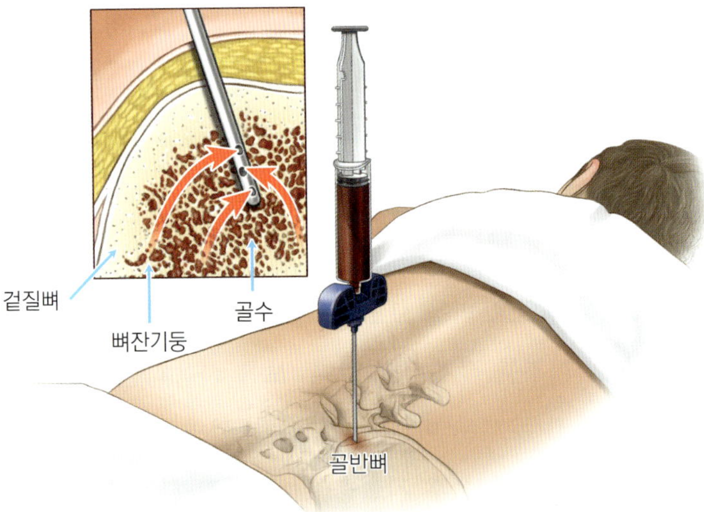

골수검사

일시적으로 검사부위에 통증이 있을 수 있고, 하루이틀은 뻐근한 통증이 지속될 수 있으므로 타이레놀 등의 진통제를 복용하는 것이 도움이 될 수 있습니다. 검사 당일 목욕은 피하십시오. 하지만 통증이 너무 심하거나, 검사부위가 부어오르는 경우 또는 골반뿐 아니라 하지 통증이 동반되는 경우에는 의료진과 상의하십시오.

검사 후 경우에 따라서는 이미 채취한 골수에서 유전자 검사 등 추가적인 정밀 검사를 시행하게 되면 추가 검사비를 지불해야 하는 경우도 있습니다.

#18

골수로 염색체와 유전자 검사를 한다고 하는데 이런 것은 왜 하는지요? 골수검사는 언제 또 하나요?

일반적인 염색체 검사는 염색체 크기 등을 기준으로 번호 순서대로 배열하여 염색체 이상(수적 이상 또는 구조적 이상)을 판독하는 방법이며, FISH (Fluorescence In Situ Hybridization; 형광제자리부합법) 검사는 형광현미경에서 DNA 탐색자의 형광 신호 양상을 관찰하여 염색체의 이상 소견을 정밀하게 판독하는 검사 방법입니다. 염색체의 구조적 이상에는 전좌(염색체 일부가 떨어져 다른 염색체에 붙는 것), 결손(염색체 일부가 없어지는 것) 등이 있습니다. 다발골수종 세포(이상 증식한 형질세포)는 증식력이 낮아서 일반적인 염색체 검사로는 염색체 이상을 발견하기 어려운 경우가 많기 때문에, FISH 검사를 추가로 시행하여 염색체 이상을 발견할 확률을 90% 이상으로 높일 수 있습니다. 다발골수종에서 염색체와 유전자 검사를 하는 이유는 염색체의 이상이나 특정 유전자 돌연변이 유무가 병의 경과 및 치료 결과의 예측에 중요하기 때문입니다.

다발골수종 환자에서 골수검사는 진단과 치료 과정에서 중요한 역할을 합니다. 일반적으로 다음과 같은 경우에 골수검사를 시행합니다.

1. 초기 진단 시

다발골수종을 처음 진단할 때 골수검사를 통해 골수 내 형질세포의 비율을 확인하고, 암세포의 존재 여부를 평가합니다.

2. 치료 반응 평가 시

치료 중간에 골수검사를 통해 치료에 대한 반응을 평가하고, 암세포의 감소 여부를 확인합니다.

3. 재발 의심 시

치료 후 재발이 의심될 때, 골수검사를 통해 재발 여부를 확인합니다.

#19

미세잔존암은 무엇이고 어떻게 검사하나요?

미세잔존암(minimal residual disease, MRD)은 다발골수종 치료 후에도 몸에 남아 있는 극소량의 암세포를 의미합니다. 기존의 면역고정법을 이용한 M단백 측정이나 현미경을 통한 골수검사로는 확인되지 않지만, 보다 민감한 첨단 검사법을 사용하면 극소량의 암세포까지 검출할 수 있습니다. 미세잔존암의 존재여부는 질병의 완전한 제거 여부를 평가하는 중요한 지표로, 미세잔존암이 양성이면 재발 위험이 높고, 음성이면 치료 반응이 더 우수한 것으로 간주됩니다.

미세잔존암을 평가하는 대표적인 방법은 다색유세포분석(multi-color flow cytometry, MFC)과 차세대염기서열분석(next generation sequencing, NGS)이 있습니다. 다색유세포분석은 골수검체에서 세포 표면에 특정 단백질을 갖는 암세포를 찾아내는 검사입니다. 최근에는 기존 방식보다 더 민감한 차세대 유세포분석(next generation flow, NGF)을 사용하여 전체 10만 개 이상의 세포 중에서 1개의 암세포까지 검출할 수 있습니다. 차세대염기서열분석은 골수검체에서 특정한 유전자 돌연변이 염기서열을 갖는 암세포를 찾아서 미세잔존암 여부를 평가하는 방법입니다. 차세대염기서열분석을 통한 미세잔존암 평가 또한 다색유세포분석을 이용한 미세잔존암 평가와 동일한 수준의 민감도를 갖추어, 전체 10만 개 이상의 세포 중 1개의 암세포까지 검출할 수 있습니다. 이러한 미세잔존암 평가는 통상적인 M단백, 유리경쇄를 통한 치료반응 평가보다 더 깊은 질환의 치료반응 정도를 알 수 있도록 해줍니다. 이렇게 미세잔존암 평가를 통해 미세잔존암 음성이 확인된 경우에는 장기적인 예후가 매우 좋은 것으로 알려져 있고, 현재는 이러한 결과를 바탕으로 치료 강도, 치료 약물 투여 기간 등을 조정하는 것에 대한 임상연구들이 활발히 진행되고 있습니다.

#20

뼈 촬영을 한다고 해요. 혈액질환인데 왜 이런 검사가 필요하지요? 그리고 어떤 검사를 하나요?

다발골수종은 암세포가 뼈를 침범하여 뼈를 약화시키고 골절을 흔하게 일으키는 질환이므로 뼈의 상태를 확인하는 검사가 필요합니다. 전신의 모든 뼈를 침범할 수 있으며 흔히 척추나 골반, 늑골, 두개골, 팔다리의 긴 뼈, 흉골이나 견갑골 등에 뼈병변이 관찰됩니다.

이러한 다발골수종의 뼈병변(골용해 병변)을 확인하기 위해 단순 방사선검사(X-ray), 전신 컴퓨터단층촬영(CT), 혹은 전신 자기공명영상(MRI) 촬영을 시행합니다. 단순 방사선검사의 경우 골파괴가 상당 부분 진행되어야 병변이 발견 가능하기 때문에 최근에는 컴퓨터단층촬영, 자기공명영상검사를 활발하게 활용 중입니다. 골용해 병변 외에도 형질세포종이 뼈 또는 뼈 외 부위에 발생할 수 있으며 이를 확인하기 위해 양전자방출단층촬영(PET-CT)을 시행하기도 합니다. 이러한 검사를 통해 병의 진행 정도를 파악하고 골절 위험이나 치료방침을 결정하는 데 중요한 정보를 얻게 됩니다.

다음은 각 검사의 결과와 임상양상을 보여 주는 사진들입니다.

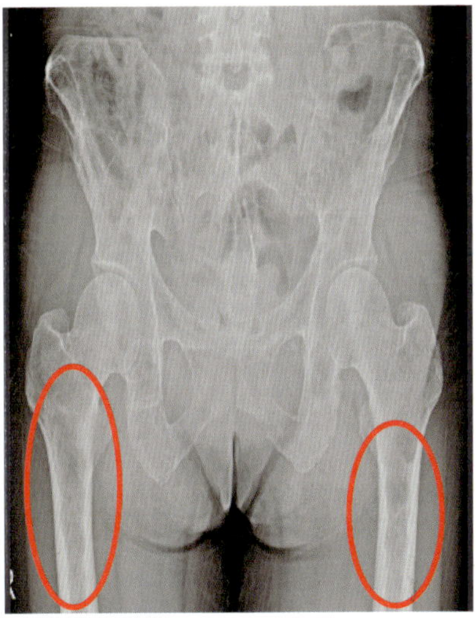

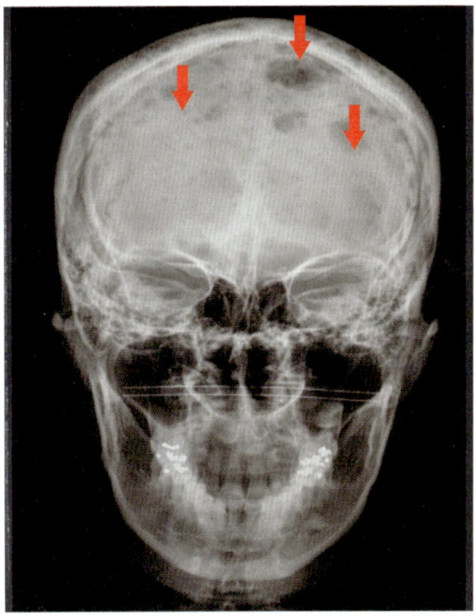

양측 넙다리뼈와 두개골에 발생한 뼈병변(골융해 병변)

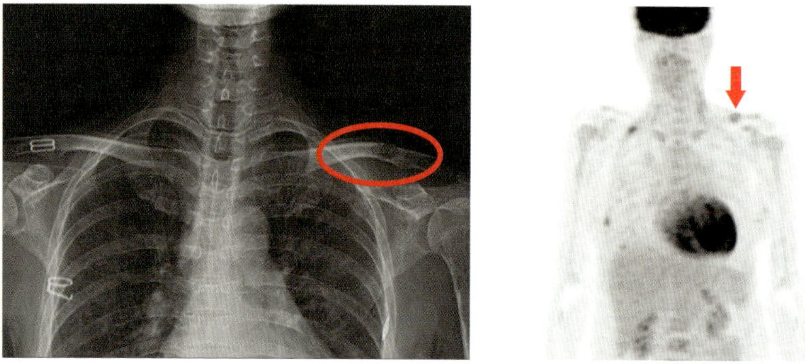

쇄골에 발생한 뼈병변(골융해 병변)과 PET-CT 소견

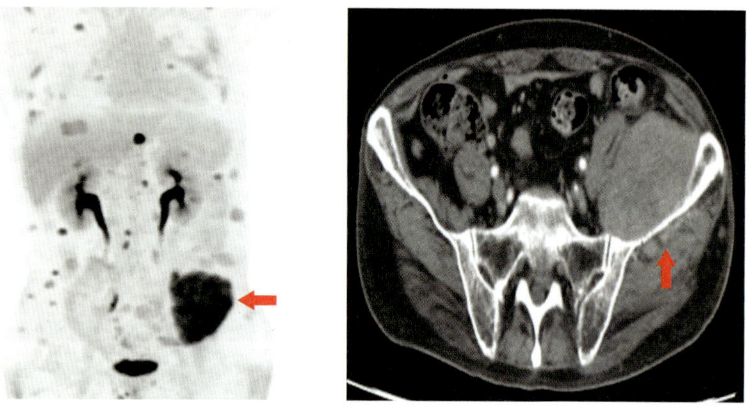

좌측 골반에 발생한 형질세포종과 PET-CT 소견

21

생존기간에 영향을 주는 검사 결과는 무엇이 있고 병기는 어떻게 결정하는지요?

다발골수종 환자의 생존기간에 영향을 주는 대표적인 예후 인자는 혈청 베타2-마이크로글로불린과 혈청 알부민 수치입니다. 베타2-마이크로글로불린이 높고 알부민이 낮을수록 예후가 불량하며, 이는 2005년 국제다발골수종연구그룹에서 발표한 국제병기시스템의 핵심 기준이 됩니다. 이 병기는 1기에서 3기로 구분되며, 중앙 생존기간은 각각 62개월, 44개월, 29개월로 보고되었습니다. 이후 젖산탈수소효소 상승과 고위험 염색체 이상이 독립적인 불량 예후 인자로 확인되면서, 2015년에는 이들을 추가로 반영한 개정 국제병기가 발표되었습니다. 고위험 염색체 이상은 형광 제자리 부합법을 통해 확인하며, 17번 염색체 단완 결손[del(17p)], 4번과 14번의 전위[t(4;14)], 14번과 16번의 전위

[t(14;16)]가 포함되었습니다. 개정 국제병기에 따르면 5년 생존율은 1기 82%, 2기 62%, 3기는 40%로 보고되었습니다. 그러나 개정 국제병기의 2기에 환자군이 과도하게 집중되는 문제와 새로운 유전학적 이상의 예후적 중요성이 제기되면서, 2022년에는 1번 염색체 장완의 이상(1q+)을 추가하고, 모든 위험 인자에 점수를 부여하여 총점으로 병기를 나누는 4단계 병기 체계인, 즉 2차 개정 국제병기가 제안되었습니다. 2차 개정 국제병기에 따르면 5년 생존율이 1기는 88%, 2기는 75%, 3기는 56%, 4기는 37%로 기존 병기 시스템보다 예후 예측의 정밀도가 향상되었습니다.

	국제병기 (International Staging System, ISS)	**개정 국제병기 (Revised-ISS, R-ISS)**	**2차 개정 국제병기 (Second Revision of ISS, R2-ISS)[‡]**
1기	혈청 베타2-마이크로글로블린 <3.5 mg/L+혈청 알부민 ≥3.5 mg/dL	ISS 1기+LDH 정상+고위험군 염색체이상 없음	총 점수 0점
2기	1, 3기 제외한 나머지	1, 3기 제외한 나머지	총 점수 0.5~1점
3기	혈청 베타2-마이크로글로블린 ≥5.5 mg/dL	ISS 3기이면서, LDH 증가 혹은 고위험군 염색체이상 있음[†]	총 점수 1.5~2.5점
4기	해당 없음	해당 없음	총 점수 3~5점

[†] R- ISS 고위험군 염색체: del(17p), t(4;14), t(14;16).

[‡] R2- ISS 구성 요소 및 점수: ISS 병기 3기(1.5점), ISS 병기 2기(1점), LDH상승(1점), del(17p) (1점), t(4;14) (1점), 1 q+ (0.5점).

다발골수종의 병기

1기 ▶ 2기 ▶ 3기

사용되는 분류 기준법 국제병기기준

혈청알부민 | 베타2-마이크로글로불린 수치

개정 국제병기(Revised International Staging System, R-ISS)

병기	기준
1기	ISS 1기(혈청 베타2-마이크로글로불린 <3.5 mg/L + 혈청알부민 ≥3.5 g/dL)이면서 iFISH에서 고위험군 염색체이상[†] 없고 혈청 LDH 정상인 경우
2기	1기와 3기를 제외한 모든 경우
3기	ISS 3기(혈청 베타2-마이크로글로불린 ≥5.5 mg/L)이면서, iFISH에서 고위험군 염색체이상이 있거나 혈청 LDH가 증가된 경우

[†] iFISH 고위험군 염색체이상: del 17(p), t(4;14), t(14;16).

#22

다발골수종 치료에는 어떤 종류들이 있나요?

다발골수종의 치료는 종양세포를 제거하는 직접적인 방법인 항암화학요법과 합병증 발생을 줄이기 위한 보존적 치료로 나뉠 수 있습니다. 다발골수종의 항암화학요법은 환자의 나이(70세 미만 vs. 70세 이상), 활동도, 동반된 질환 유무를 고려하여 자가조혈모세포이식 가능 여부를 우선 결정한 후 첫 치료 약제를 선택하게 됩니다. 최근에는 기존의 표준 항암화학요법 외에도 면역세포를 직접 활용하거나, 특정 항원을 표적으로 하는 최신 면역기반 치료 전략이 도입되어 재발·불응성 환자뿐 아니라 일부 초기 치료 단계에서도 적용되고 있습니다.

1. 항암화학요법

항암화학요법은 다발골수종 치료의 근간이 되는 치료 방법으로 종양세포를 직접적으로 제거하는 방법입니다. 치료 약제는 주사제와 경구제로 분류할 수 있으며 일반적으로 항암화학요법의 치료 주기는 3~4주 간격으로 반복됩니다. 이후 양호한 치료 반응을 보이면 약제의 변경 없이 수개월간 지속합니다. 나이가 젊고 전신 상태가 양호하여 자가조혈모세포이식이 시행 가능하다고 판단되는 환자들의 경우와 70세 이상이거나 전신 상태가 불량하여 자가조혈모세포이식의 적응증에 해당되지 않는 환자들의 경우는 각각 일차치료 약제를 다르게 적용합니다. 특별히 알킬화제 항암제인 멜팔란 등은 조혈모세포 채집에 영향을 줄 수 있어 자가조혈모세포이식 가능군에서 첫 치료 약제로서 사용하지 않습니다. 하지만 대부분의 약제는 양 군에서 거의 동일하게 사용되며 임상적인 판단에 따라서 조합을 달리하는 주사제와 경구제의 복합요법 혹은 단독요법으로 사용될 수 있습니다.

다발골수종에서 사용하는 약제는 다음과 같이 분류할 수 있습니다.

1) 면역조절제

탈리도마이드의 항골수종 효과는 다양하게 알려져 있으며 새로운 혈관형성을 차단하여 종양세포로 전해지는 혈액의 공급을 차단해 다발골수종 세포의 성장을 방해하고 면역체계에 다양한 작용을 함으로써 치료 효과가 있는 것으로 알려져 있습니다. 탈리도마이드의 효과와 부작용을 개선한 레날리도마이드, 레날리도마이드에 불응하거나 재발한 경우에 사용 가능한 포말리도마이드 등이 있습니다.

2) 프로테아좀 억제제

세포분열 조절 단백질을 분해하는 프로테아좀을 억제함으로써 항암 효과를 나타내는 것으로 알려져 있습니다. 정상 세포는 프로테아좀의 활성이 잠시 억제되더라도 세포분열 능력을 회복하는 데 반해 암세포들은 프로테아좀의 활성이 잠시라도 억제되면 곧바로 사멸 과정에 들어가는 것으로 알려져 있습니다. 주사 약제로 개발된 보르테조밉을 시작으로 카필조밉이 진료 현장에서 활용되고 있고, 경구 약제 익사조밉도 프로테아좀 억제제로 분류되는 약제입니다.

3) 항체 치료제

형질세포의 세포 표면에 특징적으로 발현하는 대표적인 항원인 CD38을 표적으로 만든 항체 치료제로서 다라투무맙과 이사툭시맙이 있으며, CS1 (SLAMF7)이라는 항원을 표적으로 하는 엘로투주맙 등이 있습니다.

4) 세포독성 항암제

다발골수종의 치료제로서 가장 오랜 전통을 가지고 있는 알킬화제 항암제인 멜팔란 및 사이클로포스파마이드와 독소루비신, 빈크리스틴, 벤다무스틴 등이 단독 혹은 여러 조합으로 사용될 수 있습니다.

5) 스테로이드

전통적으로 스테로이드는 다발골수종의 치료 약제로 필수적인 약제입니다. 덱사메타손, 프레드니솔론 등의 약제들이 스테로이드로 분류됩니다. 스테로이드는 항골수종 효과를 가지고 있으며, 다른 항암제와 복합요법으로 사용할 경우 상승효과를 보이는 것이 잘 알려져 있습니다. 따라서 환자의 활동도가 매우 떨어지는 경우와 같이 매우 제한적인 경우를 제외하고는 스테로이드 단독 치료보다 다른 항암제와 복합요법으로 함께 사용됩니다.

6) 면역기반 차세대 치료제

기존 약제에 실패한 다발골수종 환자들을 대상으로 최근 도입된 치료 방법으로, 암세포를 직접적으로 공격하는 면역세포 또는 항체를 활용합니다. 대표적인 치료법으로는 이중항체, CAR-T 세포 치료, 항체-약물 접합체 등이 있습니다. 이들 치료는 대부분 특정 항원을 표적으로 하며, 고효능을 보이는 반면 면역 관련 부작용이 발생할 수 있어 전문 병원에서의 관리가 필요합니다.

(1) 이중항체 치료제

T세포의 CD3와 종양 세포의 표면 항원(예: BCMA, GPRC5D 등)을 동시에 인식하는 항체로, T세포가 암세포를 직접 공격하도록 유도하는 치료입니다. 대표 약제로는 테클리스타맙, 탈퀘타맙, 엘라나타맙 등이 있습니다.

(2) CAR-T 세포 치료

환자의 T세포를 채취한 후 유전자 조작을 통해 특정 항원을 인식할 수 있도록 한 후, 이를 체내에 다시 주입하여 암세포를 직접 공격하게 하는 방법입니다. 대표적인 약제로는 이데캅타진 비클류셀(idecabtagene vicleucel), 실타캅타진 오토류셀(ciltacabtagene autoleucel) 등이 있습니다.

(3) 항체-약물 접합체

암세포 표면의 항원에 결합하는 항체에 강력한 세포독성 약물을 연결하여, 선택적으로 약물이 전달되도록 하는 치료입니다. 대표 약제로는 벨란타맙 마포도틴이 있습니다.

2. 방사선치료

방사선치료는 다발골수종 진행에 의해서 발생한 골수 외 형질세포종의 치료 및 골격계 손상에 의해서 발생하는 통증의 조절 등을 위해서 주로 사용됩니다. 방사선치료는 전신 치료인 항암화학요법에 비해 국소적으로 국한된 병변에 보다 빠르게 악성세포를 제거하며, 이를 통해 통증을 빠르게 진정시키거나 척수압박증후군과 같은 심각한 신경학적 증상을 완화시킬 수 있습니다. 치료는 방사선종양학과 전문의와 함께 방사선 조사량을 비롯한 전반적인 방사선치료방법을 상의한 후 신중하게 시행을 결정하게 됩니다.

3. 조혈모세포이식

조혈모세포이식 치료는 관해유도 항암화학요법 이후에도 잔존해 있는 악성 다발골수종세포를 고용량 항암제를 투여하여 제거한 후 미리 채집해 둔 환자 자신의 조혈모세포를 중심정맥관을 통해 투여하여 골수에 생착시키는 방법입니다. 다발골수종의 경우 주로 자가조혈모세포이식이 우선되는 이식방법이지만 상황에 따라서 가족이나 타인을 이용한 동종조혈모세포이식을 진행하는 경우도 있습니다. 이식을 위해서는 수 주간의 입원이 필요하고, 그 기간 동안 활동이 제한됩니다. 나이가 젊고, 전신 상태가 좋은 환자의 치료에서는 아직까지는 표준 항암화학요법만으로 치료하는 경우와 비교해서 조혈모세포이식을 추가하는 경우 더 우수한 반응률과 생존율이 보고되고 있습니다.

4. 유지요법

일반적인 항암화학요법 및 자가조혈모세포이식 이후 획득한 관해 상태 및 좋은 질병 조절 상태를 유지요법을 통해서 지속적으로 관리 연장할 수 있습니다. 레날리도마이드, 보르테조밉 등이 유지요법으로 사용될 수 있습니다.

5. 보존적 치료

다발골수종은 골격계 합병증의 발생 비율이 높고 진단 당시 이미 골격계 통증이나 이상이 동반된 경우가 많습니다. 다발골수종에서 증가된 파골세포(뼈를 약화시키는 기능을 하는 세포)의 활동도를 줄여 병적골절(다발골수종에 의한 골절)의 빈도를 줄이고, 골수 내 다발골수종 세포의 성장을 억제시키는 다양한 장점을 가지는 비스포스포네이트 및 데노수맙 치료를 항암화학요법과 함께 시행합니다.

다발골수종으로 인해 신기능이 매우 악화된 환자의 경우는 혈액투석이 항암치료와 병행되기도 합니다. 빈혈이 동반된 경우에는 필요에 따라 적혈구 수혈 또는 적혈구생성촉진제를 사용할 수 있습니다.

#23

고령 환자인 경우 일반적으로 일차치료는 어떻게 하나요?

다발골수종의 일차치료 방법은 환자가 자가조혈모세포이식의 대상이 되는지 여부에 따라 결정됩니다. 우리나라의 경우 만 70세 이상의 환자는 자가조혈모세포이식의 건강보험 요양급여 대상에서 제외되어 70세 이상 환자분들은 보통 이식을 하지 않고 약물치료만으로 치료를 시작하게 됩니다. 70세 이상이라 하더라도 의료진이 자가조혈모세포이식을 통해 충분한 치료 효과를 기대할 수 있다고 판단하는 경우에는 선택적으로 자가조혈모세포이식을 고려할 수도 있습니다.

고령 환자의 경우 일차치료의 목표를 설정할 때, 치료 효과뿐만 아니라 치료 중 삶의 질을 유지하고 부작용이나 합병증을 줄이는 것도 중요하게 생각해야 합니다. 다발골수종은 비교적 장기적인 경과를 보이는 질환이며, 고령 환자 대부분은 만성 질환을 동반하고 있거나 전반적인 신체 상태가 취약한 경우가 많습니다. 너무 강한 치료를 하면 부작용이 심하거나 일상생활이 어려워질 수 있어 주의가 필요합니다.

현재 우리나라에서 가장 널리 사용되는 일차치료 요법은 보르테조밉, 레날리도마이드, 덱사메타손을 포함하는 3제 요법입니다. 일차치료의 구체적인 방법이나 약제 선택은 환자의 질병 상태와 전신 건강 상태 등을 종합적으로 고려해 주치의가 결정하게 됩니다. 상황에 따라서는 고령 환자라 하더라도 상대적으로 적극적인 치료를 사용하는 경우도 있으며, 반대로 내약성이 낮은 경우에는 2제 요법과 같은 더 완화된 치료를 선택하기도 합니다.

#24

항암치료를 받기에는 너무 연세가 많고 몸이 약한데 치료해야 할까요?

다발골수종은 주로 노인에게서 발생하는 혈액암으로, 평균 진단 연령이 약 70세이며, 75세 이상 환자가 전체의 약 1/3을 차지합니다. 과거에는 나이가 많고 신체 상태가 약한 경우 항암치료 대신 증상 완화 중심의 치료만 시행하는 경우가 많았습니다. 하지만 최근에는 다발골수종 치료제의 발전과 함께 다양한 연구 결과를 통해 고령 환자에게도 항암치료가 효과적이고 비교적 안전하다는 것이 밝혀졌으며 특히 75세 이상 환자군에서도 치료효과가 확인되었습니다. 최근에는 단순한 나이 기준이 아니라 환자의 동반 질환, 전신 상태, 인지 기능 등을 종합적으로 평가해 환자를 '적합'/'중간'/'쇠약'으로 분류하는 지표(Frailty Index)가 개발되어 치료 계획을 세우는 데 활용되고 있습니다. 여기에서 '쇠약한' 상태로 분류가 되는 고령 환자에서도 항암치료 강도를 적절하게 조절함으로써 항암치료의 효과가 있다는 것이 확인되었습니다. 실제 이러한 환자에게 항암치료를 할 때는 환자 전신 상태에 맞춰 약물의 용량을 낮추거나 치료 간격을 조정하고 감염 예방을 위한 조치들도 적극적으로 시행하여 부작용을 최소화하고 있습니다.

따라서 연세가 많고 몸이 약하다고 해서 무조건 항암치료를 포기해야 하는 것은 아닙니다. 환자 개개인의 상태를 세심하게 평가한 후, 치료 목표와 방법에 대해 의료진과 충분히 상의하여 결정하는 것이 중요합니다.

25

젊은 환자의 경우 일반적으로 일차치료는 어떻게 하나요?

항암치료는 다발골수종 치료의 핵심으로 다발골수종에 의한 증상을 완화시키고 생존기간을 연장하는 데 중요한 역할을 합니다. 따라서 항암치료를 비교적 잘 견딜 수 있는 젊은 다발골수종 환자의 경우 유도요법과 자가조혈모세포이식을 시행하며, 일반적으로 다음과 같은 일차치료방침을 따릅니다.

1. 유도요법

진단을 받은 후 자가조혈모세포이식에 앞서 시행하는 초기 항암치료로, 가능한 한 많은 암세포를 줄이는 것이 목표입니다. 일반적으로 3가지 약제를 병합한 3제 요법이나 4가지 약제를 병합한 4제요법을 시행합니다.

가장 널리 사용되는 조합 중 하나인 VRd요법은 보르테조밉+레날리도마이드+덱사메타손을 함께 사용하며, 보통 3~6주기의 치료를 진행합니다. 4제 요법인 D-VTd요법도 많이 사용되고 있는데, 다라투무맙+보르테조밉+탈리도마이드+덱사메타손으로 구성되며, 보통 4주기의 치료가 이뤄집니다.

2. 자가조혈모세포이식

고용량 멜팔란 단독 또는 다른 항암제와 병용 투여하여 다발골수종 암세포를 제거한 후, 미리 채집해 두었던 자가조혈모세포를 주입하여 골수 기능을 회복시킵니다. 이를 통해, 남아 있는 암세포를 충분히 제거하고 깊은 관해 상태를 유도하는 것이 목표입니다.

3. 유지요법

자가조혈모세포이식 후 관해 상태를 가능한 한 오래 유지하고, 재발을 늦추기 위해 유지요법을 시행합니다. 레날리도마이드 단독 투여가 표준 유지요법으로 사용됩니다.

요약하면, 우리나라의 젊은 다발골수종 환자의 일차치료는 4~6개월간의 보르테조밉 기반의 복합항암화학요법 후 고용량의 멜팔란을 사용한 자가조혈모세포이식, 회복 후 레날리도마이드 유지요법을 시행받는 것이 일반적인 표준치료입니다.

다발골수종의 치료

◉ **조혈모세포이식이 가능한 경우**

항암화학요법 → 조혈모세포이식 → 유지요법

◉ **조혈모세포이식이 불가능한 경우**

항암화학요법 → 재발/불응 → 구제항암치료

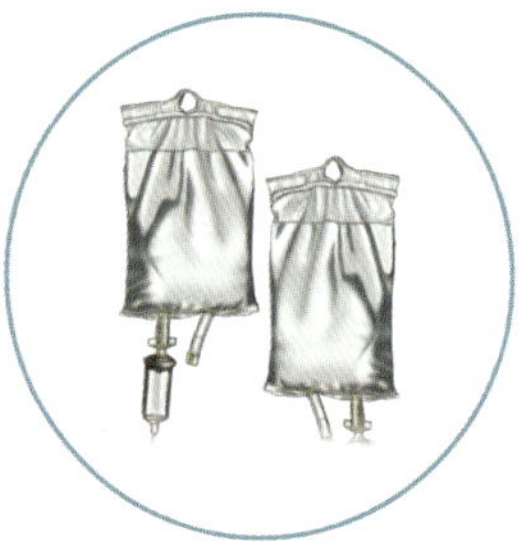

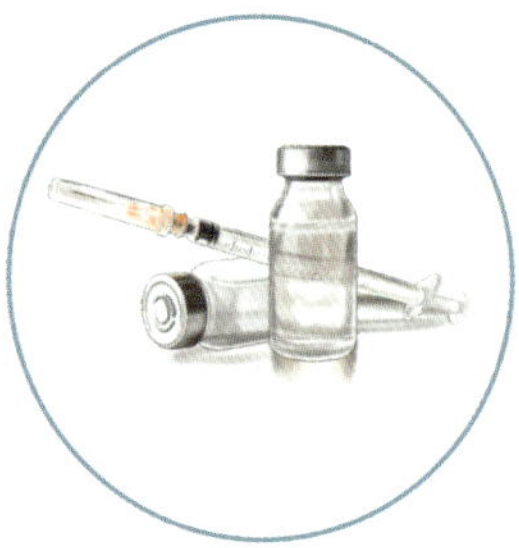

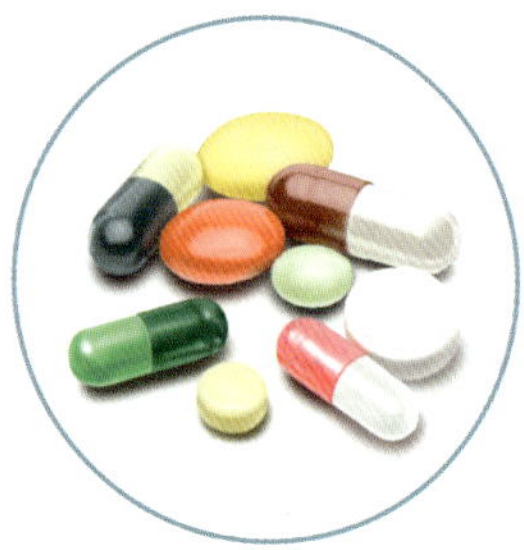

#26

환자의 위험도에 따라 일차치료를 다르게 할 수도 있나요?

다발골수종의 일차치료는 환자의 위험도에 따라 달라질 수 있습니다.

다발골수종은 환자마다 병의 진행 속도나 예후가 다르기 때문에, 진단 후에는 다양한 검사를 통해 개별 환자의 '위험도'를 평가하게 됩니다. 이러한 위험도 평가는 주로 염색체 이상이나 특정 혈액검사 수치 등을 기반으로 하며, 환자의 연령, 전신 건강 상태 또한 함께 고려됩니다.

세포유전학적 고위험군 환자의 경우 기존 치료제만으로는 치료성과에 한계가 있기 때문에, 임상시험을 통한 새로운 약제 사용이 적극적으로 권장됩니다. 또한, 질환의 병기, 염색체 이상 여부, 치료 반응 등을 고려하여 위험도가 높은 경우에는 2회 연속 자가조혈모세포이식을 시행하기도 하며 국내에서 아직 보험 급여가 제한되고 있지만, 두 가지 약제를 병합한 유지요법도 시도되고 있습니다.

결론적으로 다발골수종의 일차치료는 모든 환자에게 동일하게 적용되는 것이 아니라, 환자의 위험도, 건강 상태, 질환 특성을 종합적으로 평가한 후 최선의 치료 전략을 설정해야 합니다. 이를 위해서는 반드시 의료진과 충분한 상담을 통해 치료 방향을 결정하는 것이 중요합니다.

27

저는 지금 치료를 안 하고 지켜보자고 하네요? 그래도 될까요?

다발골수종은 의미불명의 단클론감마글로불린혈증이라는 전구질환에서 시작하여 전신증상이 없는 무증상골수종 단계를 거쳐 진행하는 질환입니다. 이러한 단계에서는 일반적으로 경과를 관찰하며 다발골수종으로 인한 전신증상이나 장기 손상 증거가 있을 때 치료를 시작하는 것이 원칙입니다.

따라서 지금 치료를 하지 않고 지켜보자고 설명을 들으셨다면 다발골수종이 진단되었지만 아직 무증상 상태일 가능성이 높습니다.

무증상다발골수종의 경우 항암치료를 일찍 시작하는 것이 전체적인 생존에 유리하다는 근거는 아직 명확하지 않습니다. 따라서 일반적으로 치료를 시작하지 않고 정기적으로 경과를 관찰하는 것이 권장됩니다.

최근 일부 연구에서는 무증상다발골수종 환자 중에서도 몇 가지 위험요소가 동반된 고위험군에서는 조기 치료가 도움이 될 수 있다는 결과들이 보고되고 있으며, 다양한 임상연구가 진행 중입니다. 하지만 이러한 접근은 아직 모든 무증상다발골수종 환자에게 적용되는 표준 치료는 아닙니다.

재발시점에도 이와 비슷한 원칙이 적용됩니다. 다발골수종 치료 후 혈액이나 소변의 M단백이 수치가 다시 증가하면서 재발로 판단되는 경우에도 장기 손상의 증거가 없고, 병의 진행 속도가 느린 경우에는 치료를 보류하고 면밀히 경과를 관찰하면서 치료를 결정할 수도 있습니다.

따라서 담당 의료진이 지금 치료를 시작하지 않고 주기적으로 검사를 하며 경과를 지켜보자고 하셨다면, 위와 같은 근거에 따른 판단일 가능성이 높습니다. 지나치게 염려하지 마시고, 의료진과 함께 정기적인 검사 결과를 통해 경과를 꾸준히 확인하시기 바랍니다.

28

치료가 잘되는지 확인하기 위해서 검사를 한다던데, 어떤 검사를 하나요?

다발골수종세포는 M단백이라 불리는 비정상 면역글로불린 단백질을 생성하는데 M단백의 양을 측정하여 질병의 상태나 치료 효과를 평가할 수 있습니다.

M단백은 혈액과 소변을 채취하여 단백전기영동법 및 면역고정 전기영동검사로 측정하게 됩니다. 치료반응을 평가하기 위해 보통 1~2개월 간격으로 혈액 및 소변 내 M단백의 양을 확인하며, M단백이 얼마나 줄었는지에 따라 치료반응을 분류합니다. 만약 단백전기영동법에서 M단백이 검출되지 않으면, 보다 민감한 면역고정 전기영동법을 추가로 시행해 남아 있는 아주 미세한 단백질까지 확인합니다. 비분비형 다발골수종에서는 혈청 유리경쇄 검사로 치료 반응을 확인할 수 있습니다.

또한, 전신 저선량 CT (컴퓨터단층촬영), MRI (자기공명영상) 및 PET-CT (양전자방출단층촬영) 검사를 통해 뼈 병변이나 골수 외 질병의 변화를 평가하고 골수검사로 골수 내 암세포의 비율을 평가합니다.

다발골수종은 재발 위험이 높은 질환이기 때문에 설령 완전반응(암세포가 보이지 않는 상태)을 얻었다 하더라도 정기적인 평가와 추적관찰이 필요합니다.

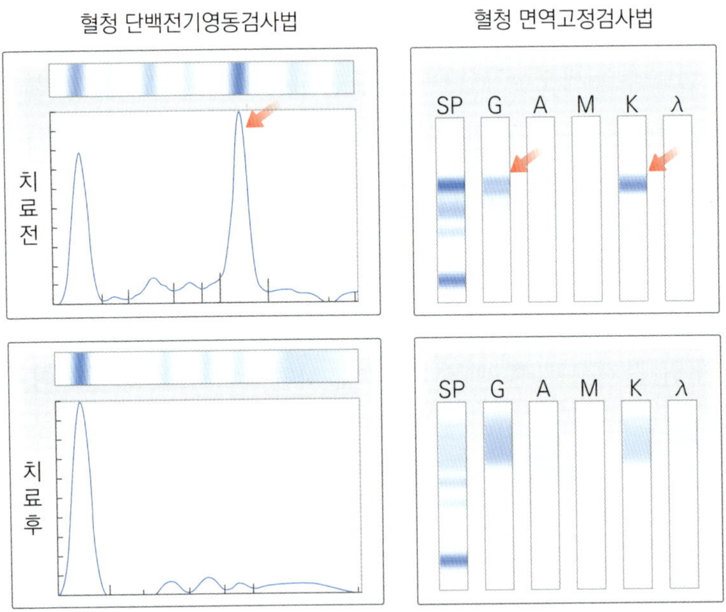

단백전기영동검사법 및 면역고정전기영동검사법

다발골수종 치료 전 관찰되는 M단백(→)이 치료 후 소실된 것을 확인할 수 있다.

#29

다발골수종의 치료 반응 평가의 기준은 무엇인가요?

혈액검사와 골수검사, 영상검사 등을 통해 치료가 얼마나 효과가 있는지 확인합니다. 세계적으로 통용되는 치료 반응 평가 기준이 있는데, 2016년에 개정된 국제다발골수종연구그룹(IMWG)의 지침에 따라 아래와 같이 분류하고 있습니다.

1. 엄격한 완전반응

가장 좋은 반응 단계입니다. 혈액과 소변에서 M단백이 검출되지 않고 유리경쇄 비율이 정상이며, 골수검사와 특수 염색에서도 비정상 세포가 보이지 않아야 합니다.

2. 완전반응

혈액과 소변에서 M단백이 보이지 않고, 면역고정검사에서도 이상이 없어야 합니다. 골수 내 암세포도 5% 미만으로 줄어야 하며, 다른 부위에 생겼던 종양(형질세포종)도 사라져야 합니다.

3. 매우 좋은 부분반응

혈액이나 소변에서는 면역고정검사에만 아주 미세하게 암 단백이 남아 있거나, 혈액 속 M단백이 90% 이상 줄고 소변에서도 거의 보이지 않을 정도(100 mg 미만)로 줄어든 경우입니다.

4. 부분반응

혈액 속 M단백이 50% 이상 줄어들고, 소변에서는 90% 이상 줄거나 하루 200 mg 이하로 떨어진 경우입니다.

5. 최소반응

혈액 속 M단백이 25% 줄고, 소변에서는 90% 미만으로 줄어든 상태입니다. 예전에는 이 기준을 잘 쓰지 않았지만, 일부 환자에서는 치료 반응을 조금 더 자세히 나눌 때 참고합니다.

6. 안정질환

위의 어느 반응 단계에도 들지 않고, 암이 악화되지 않은 상태입니다. 아직 병이 진행된 건 아니지만 특별히 좋아진 것도 없는 경우입니다.

7. 진행

치료 효과가 있다가 다시 암 단백이 늘어나거나 암이 다시 활동을 시작한 경우입니다. 보통 혈액이나 소변의 M단백 수치가 이전보다 25% 이상 증가했을 때 병의 진행으로 평가합니다.

☑ 평가는 두 번 이상 확인해서 판단해야 합니다.

치료를 바꾸기 전에는 두 번의 연속 검사에서 확인되어야 확실한 반응으로 인정합니다.

☑ 더 정밀한 검사로 미세잔존암도 확인합니다.

요즘은 눈에 보이지 않을 정도로 남은 아주 적은 양의 암세포를 확인하는 미세잔존암 검사도 시행합니다. 이 검사는 최신 유세포분석기나 유전자 검사로 진행되며, 검사 결과 미세잔존암이 검출되지 않는다면 치료 효과가 매우 좋은 것으로 봅니다. 이 경우는 한 번만 확인해도 반응으로 인정합니다.

30

항암제를 사용할 때 일반적으로 발생하는 부작용에는 어떤 것이 있나요?

항암치료 중에는 암세포뿐만 아니라 우리 몸의 정상세포들 역시 항암제에 의해 손상을 받기 때문에 여러 가지 부작용이 동반될 수 있습니다.

흔히 생기는 부작용으로 골수기능저하로 인한 혈구감소증, 위장관 점막 세포 손상과 관련한 점막염, 식욕감소, 오심과 구토, 설사, 변비, 그리고 탈모 등이 있습니다. 또한, 항암제의 종류에 따라 간 및 신장기능이상, 피부 발진, 말초신경염, 부종이나 혈당 상승, 혈전증, 호르몬 변화나 생식기능 저하 등이 생길 수도 있습니다.

골수기능저하로 인한 혈구감소증의 경우 백혈구감소로 인해 감염의 위험이 높아질 수 있으며, 빈혈로 인한 어지럼증, 피로, 운동 중 호흡곤란 등이 발생할 수 있습니다. 또한 혈소판 감소로 인해 멍이 쉽게 들거나 출혈의 위험이 커질 수 있습니다.

말초신경염은 항암제에 의한 신경세포 손상으로 생기는데, 흔히 손발 저림, 감각이 둔해지거나 이상 감각이 느껴질 수 있으며 경우에 따라 심한 통증이나 마비가 생길 수도 있습니다. 항암치료가 종료되고 시간이 지나면서 대부분 호전되지만, 일부에 있어서는 오랫동안 불편감이 지속될 수도 있습니다.

항암제의 부작용은 약제에 따라 차이가 있으며, 환자에 따라서도 정도가 다르게 나타날 수 있습니다. 대부분의 부작용은 치료가 가능하고 좋아질 수 있으므로 항암치료 중에 불편한 증상이 생기면 의료진에게 알리고 상의하는 것이 중요합니다.

#31

제네릭 의약품과 바이오시밀러란 어떤 것인가요?

제네릭 의약품(generic drug)은 흔히 복제약이라고 불리고 있습니다. 기존의 오리지널 의약품의 특허가 만료된 이후에 동일한 성분을 사용하여 제조되는 의약품입니다. 화학적 합성을 통해 만들어지는 일반의약품은 유효성분 함량을 일정하게 유지할 수 있어 동일 성분의 복제약을 비교적 쉽게 합성할 수 있습니다. 원래 약과 비교해 효과와 안전성이 동등하다는 것이 입증되면 제네릭 의약품으로 허가를 받을 수 있으며 가격은 보통 오리지널보다 저렴해 경제적인 부담을 줄이는 데 도움이 될 수 있습니다.

국내에서도 보르테조밉이나 레날리도마이드와 같은 항암제의 제네릭 제품이 여러 제약회사에서 출시되어 사용되고 있습니다.

바이오시밀러(biosimilar)는 동등생물의약품이라고도 불리며,

화학합성이 아닌 단백질 등 생물학적 물질로 만든 생물의약품에 대한 복제약입니다.

예를 들어 항체 치료제(예: 암세포에 선택적으로 작용하는 단클론항체)와 같은 단백질 제제는 세포나 미생물(효모, 대장균 등) 등 생명체를 이용해 생산하는 약물인데, 이러한 원천 생물의약품의 특허가 만료되면 이를 모방해 만든 것이 바이오시밀러입니다.

생물학적 의약품은 화학약품과 달리 생산 과정이 복잡하고 완전히 동일한 구조로 복제하기 어렵기 때문에 추가적인 임상시험을 통해 원래의 생물의약품과 동등한 효과와 안전성을 입증해야만 바이오시밀러로 승인받을 수 있습니다.

국내에서도 림프종에 사용되는 리툭시맙, 유방암 치료에 사용되는 트라스투주맙, 류마티스관절염에 사용되는 인플릭시맙 등에 대한 바이오시밀러 제품이 승인되어 사용되고 있습니다.

#32

탈리도마이드는 어떤 약물입니까?

탈리도마이드는 다발골수종 치료에 사용되는 면역조절제 중 하나입니다. 이 약은 1950년대에 수면제로 개발된 후 입덧 완화용 진정제로 사용되기도 하였으나, 태아에게 심각한 기형을 유발하는 것이 확인된 후 사용이 중지되었습니다. 이후 연구에서 이 약제가 새로운 혈관의 생성을 억제하고, 면역반응을 조절하며, 종양 주변의 미세환경과 상호작용하여 다발골수종 세포의 성장을 억제하는 효과가 있다는 사실이 밝혀져 다발골수종 치료제로 다시 도입되었습니다.

탈리도마이드는 경구약제로 하루 한 번, 주로 저녁에 복용하며 주로 스테로이드나 프로테아좀 억제제를 포함한 다른 항암제와 병용하여 사용합니다.

탈리도마이드는 흔히 피로감, 졸림, 손 떨림, 어지러움, 변비, 손발 저림이나 감각이상과 같은 말초신경병증 등의 부작용을 유발하는 것으로 알려져 있습니다. 또한 정맥 또는 동맥 혈전증의 위험을 증가시키기 때문에, 이 약을 복용하는 중에는 항응고제나 아스피린과 같은 항혈소판제를 예방적으로 사용하는 것을 권고하고 있습니다. 드물게 다양한 정도의 피부 발진이 발생하는 경우도 있습니다.

말초신경병증이 지속되면 비가역적인 신경손상이 생길 수 있으므로 관련 증상이 나타나면 의료진에게 알려야 합니다.

탈리도마이드는 태아에게 심각한 기형을 유발할 수 있기 때문에, 임산부는 절대로 이 약을 복용하지 않아야 합니다. 임신 가능성이 있는 여성이나 배우자의 임신 가능성이 있는 남성이 이 약을 복용하는 경우에는 남녀 모두 반드시 철저하게 피임을 해야 합니다.

#33

레날리도마이드는 어떤 약물입니까?

레날리도마이드는 탈리도마이드의 구조를 개량해 만든 2세대 면역조절제로 탈리도마이드의 부작용을 줄이고 효과를 개선한 약제입니다.

레날리도마이드는 현재 다발골수종 치료의 핵심 약제 중 하나로 자리 잡고 있습니다. 이 약은 체내 면역세포를 활성화하고, 암세포가 생존하는 데 필수적인 혈관 생성을 억제하며, 암세포 내부의 신호를 조절하여 세포 사멸을 유도합니다.

고령 환자의 경우, 레날리도마이드는 덱사메타손과 병합 요법으로 사용될 수 있으며, 대부분 다른 약제와 함께 3제 또는 4제 요법으로 처방됩니다. 현재 거의 모든 1차 치료 요법에 포함되어 사용되고 있으며, 자가이식 후 재발 방지를 위한 유지요법이나 재발·

불응성인 경우에도 사용됩니다.

레날리도마이드는 하루에 한 번 복용하는 경구 항암제이며, 신장을 통해 배설되므로 신장기능이 저하된 환자의 경우 부작용을 줄이기 위해 용량을 감량하여 처방합니다. 이후 신장기능의 회복 여부에 따라 용량을 증량할 수도 있습니다.

대표적인 부작용으로는 백혈구 감소, 빈혈, 피부 발진, 변비 또는 설사 등이 있으며, 탈리도마이드와 마찬가지로 혈전 발생 위험이 있어 혈전 예방요법을 병행해야 합니다.

레날리도마이드가 2차성 암 발생 위험을 증가시킨다는 보고가 있으나, 그 자체의 위험도보다 다발골수종의 치료 효과의 이점이 더 크다고 결론이 내려졌습니다. 또한, 탈리도마이드와 마찬가지로 기형아 출산 위험이 높아 임신 예방 프로그램의 규정을 준수하여야 합니다.

항암요법에 따라 치료 스케줄이 다소 달라지지만, 일반적으로 2~3주간 매일 복용한 후 1주간 투약을 중단하는 방식으로 진행됩니다. 유지요법으로 사용될 경우 저용량을 매일 투약합니다.

다른 항암제와 마찬가지로 심각한 부작용이 발생할 경우 일시적으로 투약을 중단하고 이후 재투약할 수 있습니다.

#34

포말리도마이드는 어떤 약물입니까?

포말리도마이드는 탈리도마이드와 레날리도마이드에 이어 개발된 면역조절제 계열의 항암제로 효과가 더 강력하고 다른 약물에 반응하지 않는 환자에서도 효과를 보이는 것이 특징입니다.

주로 덱사메타손과 병용하거나 사이클로포스파마이드 및 덱사메타손과 병용하여 사용되며 레날리도마이드 및 프로테아좀 억제제 치료에 실패한 재발·불응성 다발골수종 환자에서 사용됩니다.

골수억제로 인한 호중구 감소증, 빈혈, 혈소판 감소가 비교적 흔하게 발생할 수 있으므로, 감염 예방을 위한 항균제 투여가 권고되며, 혈구 수치에 대한 모니터링이 필요합니다. 이 외에 변비, 설사, 피로, 발진 등이 생길 수 있고 혈전증의 위험이 있으므로, 항혈소판제나 항응고제의 병용 투여가 권장됩니다. 포말리도마이드는 탈리도마이드와 마찬가지로, 태아에게 심각한 기형을 유발할 수 있는 약물입니다. 따라서 포말리도마이드를 복용해야 하는 경우, 남녀 모두 철저한 피임과 임신 예방 프로그램을 이행해야 합니다.

#35

멜팔란과 사이클로포스파마이드는 어떤 약물입니까?

멜팔란과 사이클로포스파마이드는 다발골수종 치료에 사용되는 세포독성 항암제입니다. 두 약물 모두 암세포의 DNA를 손상시켜 분열과 증식을 억제하는 작용을 하며, 공통적으로 골수 억제, 즉 빈혈, 백혈구감소 등의 부작용이 있을 수 있습니다. 이 외에도, 탈모, 감염, 메스꺼움, 구토, 간기능 이상, 신장기능 이상 등의 부작용이 생길 수 있으나, 저용량으로 사용하는 경우에는 비교적 부작용이 적은 편입니다. 필요시 증상에 따라 용량을 감량하거나 일시적으로 약을 중단하는 조치가 필요할 수 있습니다.

멜팔란은 경구로 복용하거나 정맥주사로 사용할 수 있으며 스테로이드나 다른 항암제와 병용하여 사용하는 경우가 대부분입니다. 특히 자가조혈모세포이식에서 고용량의 멜팔란을 전처치 치료로 투여하여 골수에 남아 있는 다발골수종 세포를 강력하게 제거하는 데 사용됩니다. 신장기능이 저하된 환자에서는 멜팔란의 용량 조절이 필요하며, 치료 중 신장기능을 정기적으로 확인해야 합니다.

사이클로포스파마이드는 경구 혹은 정맥주사로 사용할 수 있으며 아밀로이드증을 동반한 환자에서 보르테조밉, 덱사메타손의 3제 요법으로 사용하거나 다발골수종이 재발한 경우에도 다른 약제와 병합요법으로 사용됩니다. 드물게, 고용량을 사용할 경우 심장 독성이 있을 수 있으며, 출혈성 방광염도 나타날 수 있어 주의가 필요합니다. 출혈성 방광염은 혈뇨로 나타나며, 대부분의 경우 자연적으로 호전되지만, 일부에서는 수 주~수개월간 증상이 지속되거나 수혈이 필요한 경우도 있습니다.

36

스테로이드 제제(프레드니솔론, 덱사메타손)는 어떤 약물입니까?

스테로이드 제제는 우리 몸의 부신이라는 기관에서 분비하는 부신피질호르몬을 주성분으로 하는 약제입니다. 스테로이드는 염증을 억제하고 다발골수종 암세포를 억제하고 죽이는 효과가 있습니다.

스테로이드는 항암제이지만, 몸에서 정상적으로도 분비되는 호르몬이기 때문에 일반적인 항암제 부작용이라고 알려진, 탈모, 구토, 골수억제 같은 부작용이 나타나지 않습니다. 다른 항암제와 함께 사용하여도 그 항암제의 부작용이 더 심해지지 않고, 오히려 항암제의 구토 부작용을 완화시키기도 하기 때문에 여러 항암제와 함께 사용합니다. 다발골수종 환자에서 가장 많이 사용하는 항암제이기도 하고, 기존의 약제가 잘 듣지 않아 다른 약제로 바꾸더라도 스테로이드는 계속 사용하는 경우도 많습니다.

스테로이드 제제는 종류가 다양하고 약제마다 강도가 다른데 다발골수종에서는 프레드니솔론과 덱사메타손을 주로 사용합니다.

스테로이드는 몸에서 분비되는 호르몬이지만, 항암제로 사용할 때에는 자연 분비되는 양보다 훨씬 많은 양을 사용하게 되어 이에 따라 여러 가지 부작용이 나타납니다. 우선 스테로이드는 혈당을 올립니다. 당뇨병이 없던 환자도 혈당이 올라가는 경우가 있고, 당뇨병 환자는 당뇨조절이 잘되지 않아 인슐린 같은 약제가 필요할 수 있습니다. 또 이 약을 사용하면 잠을 잘 이루지 못하는 불면증이 생길 수 있습니다. 고용량을 사용하면 얼굴이 화끈거리고, 노인에서는 섬망 같은 정신이상이 생길 수도 있습니다. 섬망은 대부분 일시적이고 스테로이드를 끊고 섬망에 대한 치료 약제를 투여하면 대개 호전됩니다. 스테로이드를 장기간 사용하면, 식욕이 늘어나고 체중이 증가하며 얼굴이 달덩이처럼 부을 수도 있습니다. 또한 뼈가 약해져 골다공증이 생기고 근육량은 감소하고 체지방은 증가합니다. 근력 운동을 꾸준히 하는 것이 이런 부작용을 완화시키는 방법입니다. 그 외에 위장장애가 일어날 수 있고, 면역력을 악화시켜 여러 감염증이 생길 수 있습니다. 폐포자충 폐렴과 같은 드물지만 위험한 폐렴이 발생할 수 있으며 간염바이러스가 재활성화될 수도 있습니다. 그 외에도 녹내장, 간기능 장애, 신장기능

부전과 같은 부작용도 생길 수 있습니다.

스테로이드를 사용하면 몸의 자연적인 호르몬 분비가 일시적으로 멈추게 되어 갑자기 약을 중단할 경우 스테로이드 호르몬 부족으로 인한 피로감, 기력저하 등의 증상이 나타날 수 있습니다. 대개는 시간이 지나면서 저절로 회복되지만 나이가 많은 노인들은 회복이 더디거나 어려울 수 있어 조절이 필요합니다.

37

보르테조밉은 어떤 약물입니까?

보르테조밉은 다발골수종 치료의 핵심 약제 중 하나로, 프로테아좀 억제제에 속하는 약물입니다. 프로테아좀은 세포 내에서 불필요한 단백질을 분해하는 기능을 하는데, 보르테조밉은 이 기능을 차단하여 암세포가 사멸하도록 유도합니다.

보르테조밉은 면역조절제나 스테로이드와 함께 병용하는 경우 치료 효과가 더욱 높아져 현재 다발골수종의 1차 치료에 병합요법으로 널리 사용되고 있으며 재발·불응성 환자에서도 효과적입니다. 같은 계열의 약물로는 카필조밉과 익사조밉이 있으며, 이들 역시 다발골수종 치료에 중요한 역할을 합니다.

보르테조밉은 대부분 피하 주사로 투약하며 주 1~2회 투약이 일반적입니다.

가장 대표적인 부작용은 말초신경병증으로 약 40%의 환자에서 발생합니다. 말초신경병증은 감각신경이나 운동신경, 자율신경을 침범하여 다양한 증상이 나타날 수 있는데 손발 저림, 감각 이상, 통증이나 작열감 등의 증상으로 주로 나타나며, 근력 저하나 손떨림, 어지럼증이나 기립성 저혈압이 발생할 수도 있습니다. 말초신경병증은 조기에 발견하여 대처하는 것이 중요하며 증상이 심해지면 치료를 중단해야 할 수도 있습니다.

보르테조밉은 백혈구 감소증을 유발하여 감염 위험이 증가할 수 있고, 혈소판 감소로 인해 출혈 위험이 높아질 수 있습니다. 따라서 치료 중 발열이나 멍, 출혈이 지속되면 즉시 의료진과 상담하는 것이 중요합니다. 보르테조밉은 간에서 대사되고 신장을 통해 배설되므로, 간이나 신장이 저하된 환자는 정기적인 모니터링과 함께 용량 조절이 필요할 수 있습니다. 임신 중에는 태아에 해를 끼칠 수 있어 사용이 권장되지 않으며, 치료 중에는 효과적인 피임이 필요합니다.

#38

카필조밉은 어떤 약물입니까?

카필조밉은 2세대 프로테아좀 억제제로 보르테조밉보다 선택적이고 비가역적으로 작용합니다. 카필조밉은 보르테조밉과 마찬가지로, 다발골수종 세포 내의 프로테아좀에 결합해 그 기능을 억제함으로써 세포 내 단백질 분해를 차단하고, 세포 사멸을 유도하여 다발골수종 세포의 증식을 억제합니다. 카필조밉은 재발하거나 다른 치료에 반응하지 않는 다발골수종 환자의 치료에 주로 사용되며, 레날리도마이드 및 덱사메타손과 함께 3제 요법으로 사용되거나, 덱사메타손과 함께 2제 요법으로 투여될 수 있습니다.

주사제로 주로 주 1~2회 스케줄로 투여되며 치료 첫 주기에는 정맥을 통한 적절한 수분 공급을 함께 시행하는데, 이는 카필조밉 투여 후 세포가 사멸이 급하게 일어나면서 다량의 전해질이 혈액으로 방출되어 전해질 불균형이 발생할 수 있기 때문에 이를 예방하기 위한 조치입니다. 심장기능이나 신장기능이 저하된 환자의 경우에는 수액의 양을 조절할 수 있으며, 환자의 상태에 맞춘 개별적인 접근이 필요합니다.

혈소판 감소증, 호중구 감소증, 빈혈과 같은 혈액학적 부작용이 발생할 수 있으며, 치료 주기마다 시행하는 혈액검사를 통해 확인과 관리가 필요합니다. 그 외에도 구역, 구토, 설사, 변비와 같은 위장관계 이상반응이 동반될 수 있습니다. 보르테조밉에 비해 말초신경병증 같은 신경학적 부작용의 발생빈도는 낮은 편으로 알려져 있어, 신경 부작용이 우려되는 환자에서는 상대적으로 유리할 수 있습니다.

카필조밉은 고혈압이나 심부전, 부정맥과 같은 심혈관계 부작용이 발생할 수 있어 고령의 환자나 심장질환의 병력이 있는 경우 주의가 필요합니다. 주로 투약 초기에 나타나므로 치료 전에 심장기능 평가가 권장되며, 증상의 모니터링이 필요하고 대부분 적절한 대처와 조절을 통해 관리가 가능합니다.

#39

익사조밉은 어떤 약물입니까?

익사조밉은 보르테조밉이나 카필조밉과 마찬가지로 프로테아좀 억제제 계열에 속하는 약제입니다.

익사조밉의 가장 큰 특징 중 하나는 경구 복용이 가능하다는 점입니다. 주사제가 아닌 알약 형태로 복용할 수 있어, 환자가 병원에 내원하지 않고도 집에서 치료를 이어갈 수 있다는 장점이 있습니다. 스테로이드나 면역조절제와 병용요법으로 재발성 또는 불응성 다발골수종 환자에서 효과를 입증하여 주요 치료 옵션 중 하나로 자리 잡았습니다.

익사조밉의 일반적인 복용 방법은 28일을 한 주기로 합니다. 보통 주 1회 4 mg 용량으로 시작하며, 1주일에 1회 복용하나, 4주 차에는 휴약합니다. 레날리도마이드 및 덱사메타손과 함께 병용하는 3제 요법으로 주로 사용되며 치료 중 환자의 전신 상태, 신장기능, 간기능 등에 따라 용량을 조절하거나 투약 일정을 변경할 수도 있습니다.

익사조밉도 다른 항암제와 마찬가지로 다양한 부작용을 동반할 수 있습니다. 대표적으로는 설사, 변비, 구역, 구토 등의 위장관계 증상과 더불어, 백혈구나 혈소판 감소, 빈혈과 같은 혈액학적 이상이 나타날 수 있습니다. 또한 피로감이나 손발 저림, 신경통 같은 말초신경 증상도 일부 환자에서 보고되고 있으며, 면역력이 약해져 감염 위험이 높아지는 경우도 있습니다. 따라서 치료 도중에는 정기적인 혈액검사와 감염 징후에 대한 관찰이 필요합니다.

또한 신장이나 간기능이 저하된 환자에서 용량 조정이 필요할 수 있으며, 이러한 환자들은 치료 중 기능 검사를 통해 상태를 면밀히 모니터링해야 합니다. 임신 중에는 태아에 해를 끼칠 수 있으므로 복용이 금지되며, 수유 중인 여성 역시 사용을 피해야 합니다. 감염 예방을 위해 항생제를 함께 사용하는 경우도 있으며, 전반적인 환자 상태를 고려한 개별화된 치료 계획이 필요합니다.

#40

다라투무맙은 어떤 약물입니까?

다라투무맙은 다발골수종 세포 표면에서 발견되는 CD38 항원과 결합해 암세포를 죽이는 작용을 하는 단클론항체 치료제입니다. 재발성 또는 불응성 다발골수종 환자에서 치료 효과가 입증되었으며, 단독으로 혹은 프로테아좀 억제제나 면역조절제와 병용하여 사용됩니다. 최근에는 처음 진단된 다발골수종 환자에서 다라투무맙을 포함한 4제요법이 일차 치료제로 승인되어 사용이 점차 확대되고 있습니다.

다라투무맙은 항체 단백질로 만들어진 약물이기 때문에, 면역계가 약물에 반응하여 일부 환자에서 약물 투여 중 주입 관련 반응이라 불리는 급성 과민반응이 나타날 수 있습니다. 대표적인 주입 관련 반응으로는 오한, 발열, 메스꺼움, 숨 가쁨, 발진, 코막힘, 기침,

두통 등의 증상이 있습니다. 대부분 첫 주입 1~2시간 이내에 발생하며 가벼운 증상은 약 40%에서 발생하는 것으로 알려져 있지만 중증인 경우는 흔하지 않습니다. 이러한 주입 관련 반응을 예방하기 위해 다라투무맙을 투여하기 전에 항히스타민제, 스테로이드, 아세트아미노펜 등을 함께 사용합니다. 또한 첫 번째 투약은 약 7시간 정도로 천천히 주입하고 이후 주입 관련 반응이 없으면, 두 번째 투약부터는 3~4시간으로 투여 시간을 단축할 수 있습니다.

이 밖에도 백혈구감소증이나 면역 저하로 인한 감염 위험이 증가할 수 있고, 다라투무맙 사용으로 혈액형 교차반응이 생길 수 있어 다라투무맙 사용 전에 혈액은행에 환자 정보를 공유합니다.

다라투무맙의 일반적인 투약 일정은 단독요법의 경우 첫 8주간 매주 1회 주사하고 이후 16주간은 2주 간격으로, 그 이후부터는 4주 간격으로 질병이 진행하기 전까지 투약하고, 자가조혈모세포 이식 전에 유도요법으로 1차 치료에 사용하는 경우는 1주 간격으로 8회 주사 후 2주 간격으로 총 4회를 투여하게 됩니다.

#41

셀리넥서는 어떤 약인가요?

셀리넥서는 다발골수종의 치료에 사용되는 새로운 기전의 표적 치료제로, 기존 항암제들과는 다른 작용 기전을 가진 '핵 내 단백질 배출 억제제'입니다. 우리 몸의 세포에는 핵 안에 있는 종양 억제 단백질들이 암을 억제하는 역할을 합니다. 암세포는 이러한 종양 억제 단백질을 세포핵 밖으로 배출하여 그 기능을 약화시키는 경향이 있는데, 셀리넥서는 이러한 배출 경로 중 하나인 수송단백질(XPO1)을 억제함으로써, 종양 억제 단백질이 세포핵 안에 머무르면서 제 기능을 하도록 도와주어 암세포의 성장을 억제하고 사멸을 유도합니다.

셀리넥서는 경구 약제로, 기존 치료에 반응하지 않는 재발성 또는 불응성 다발골수종 환자를 대상으로 덱사메타손 단독, 혹은 보르테조밉과 덱사메타손을 병용한 치료 요법으로 사용됩니다. 치료 요법에 따라 주 1회 또는 2회 복용 방식으로 투약이 이루어지며, 일정한 간격을 두고 규칙적으로 복용해야 합니다. 주요 부작용으로는 식욕 저하와 체중 감소, 오심 및 구토, 설사, 백혈구 및 혈소판 감소 같은 혈액학적 이상반응이 있으며, 일부 환자에서는 전신 감염, 현기증이나 실신, 집중력 저하 등 신경학적 이상반응도 나타날 수 있습니다. 드물게 백내장이 보고되기도 합니다. 특히 오심과 구토는 흔하게 발생하는 부작용이므로, 복용 시 충분한 수분을 섭취하고, 항구토제를 함께 사용하는 것이 권장됩니다. 심한 이상반응이 발생할 경우에는 반드시 의료진과 상담하여 적절한 조치를 받아야 합니다.

42

이중항체 치료제는 어떤 약인가요?

다발골수종은 아직 완치는 어렵다고 알려진 병이지만, 환자의 생명을 연장하고 삶의 질을 높이기 위한 치료는 지속적으로 발전하고 있습니다. 그중 하나가 바로 환자의 면역세포를 활용하여 암세포를 공격하도록 유도하는 면역치료제의 개발입니다. 우리 몸의 면역세포 중 T 세포는 암세포를 인식하고 파괴하는 중요한 역할을 하는데, 이러한 T 세포의 기능을 활용한 대표적인 치료법으로 CAR-T 세포치료와 이중항체 치료제가 있습니다.

이중항체 치료제는 하나의 항체가 두 가지 항원을 동시에 인식할 수 있는 구조를 가지고 있습니다. 한쪽은 다발골수종 세포가 지니고 있는 특정 항원에 결합하고, 다른 한쪽은 T 세포 표면에 있는 CD3라는 항원에 결합함으로써, T 세포를 암세포 근처로 끌어

당겨 면역세포가 암세포를 직접 공격하고 사멸시키도록 돕는 원리입니다.

BCMA 또는 GPRC5D와 같은 다발골수종 항원을 표적으로 하는 이중항체가 개발되어 실제 환자 치료에 사용되고 있으며, 기존 치료제들에 반응하지 않거나 재발한 환자에게서 좋은 치료 효과를 보이고 있습니다. 현재 이중항체 치료제는 프로테아좀 억제제, 면역조절제, 단클론항체 등 기존 치료에 모두 실패한 환자에서 단독으로 사용되고 있으며, 향후에는 다른 약제와의 병합요법으로도 그 활용이 확대될 것으로 기대됩니다.

하지만 이중항체 치료제는 면역계 활성화로 인한 특이한 부작용이 발생할 수 있습니다. 대표적으로는 사이토카인 방출 증후군(CRS)과 면역 관련 신경독성 증후군(ICANS)이 있습니다. 사이토카인 방출 증후군은 T 세포가 활성화되면서 다량의 사이토카인이 분비되어 발열, 오한, 저혈압, 호흡곤란 등을 일으키는 것을 말하고, 면역 관련 신경독성 증후군은 사이토카인이 뇌에 영향을 미쳐 언어장애, 주의력 저하, 혼돈, 섬망 등의 신경학적 증상이 나타나는 상태를 말합니다. 대부분의 증상은 경미하거나 일시적이지만, 일부는 중증으로 진행할 수 있어 의료진에 의한 면밀한 관찰과 스테로이드나 면역억제제 치료가 필요할 수 있습니다. 또한 감염 위험이 증가할 수 있어 관련증상을 잘 관찰하고 의료진과 상의해야 합니다.

이중항체 치료제는 현재 병합 요법을 포함한 다양한 임상연구가 활발히 진행 중이며, FcRH5나 CD38 같은 다른 항원을 표적으로 하는 새로운 이중항체들도 개발되고 있어 앞으로 치료 선택지는 점차 넓어질 것으로 기대됩니다.

#43

이중항체 치료제 치료 시 중요한 부작용은 무엇이 있나요?

이중항체 치료제는 기존 항암제와는 다른 방식으로 작용하기 때문에, 면역계를 강하게 자극하며 그에 따라 나타나는 다음과 같은 특징적인 부작용들이 있습니다.

1. 사이토카인 방출 증후군(CRS)

가장 흔한 부작용이며, 주로 투여 초기에 발생합니다. T 림프구가 활성화되면서 다량의 사이토카인이 분비되어 전신적인 염증 반응이 유발되기 때문에 생기는 현상으로 발열, 오한, 빈맥, 피로감 등 비교적 경미한 것부터, 저혈압, 저산소증과 같은 심각한 증상으로 나타날 수 있습니다. 증상이 가벼운 경우 해열제 등을 사용하며 지켜보기도 하지만, 중증인 경우에는 면역억제를 위해 토실

리주맙이나 스테로이드 사용하고 중환자실에서 집중적인 모니터링을 시행하기도 합니다.

2. 면역관련 신경독성(ICANS)

면역세포의 활성으로 인해 분비된 염증성 사이토카인이 중추신경계에 영향을 주어 언어장애, 혼란, 경련, 의식저하 등이 나타날 수 있습니다. CAR-T 치료에 비해 이중항체에서는 비교적 드물게 발생합니다. 치료는 고용량 스테로이드를 사용하며 신경학적 증상에 따라 보존적 치료 및 집중관찰이 필요합니다.

3. 감염

T세포의 지속 활성화로 인해 T세포가 소모되어 정상적인 면역 방어기능이 약해질 수 있으며 치료 기간 동안 호중구감소증, 저감마글로불린혈증 등으로 인한 면역 저하가 지속되면서 세균, 바이러스, 진균 감염 모두 증가할 수 있습니다. 따라서 사용되는 약제의 특성과 환자의 상태에 따라 백신 접종, 예방적 항생제 및 항바이러스제 투여, 면역글로불린 보충 등이 고려되어야 하며 감염이 의심되는 증상이 생기면 검사와 치료가 신속하게 이루어져야 합니다.

4. 혈액학적 독성

일반적인 항암제와 마찬가지로 정상적인 조혈기능이 억제되어 호중구감소증, 빈혈, 혈소판감소증 등이 나타날 수 있습니다. 따라서 혈구감소증에 대한 지속적인 모니터링과 필요시 호중구 집락 생성 촉진인자 사용, 수혈 등을 고려해야 합니다.

5. 기타 특이 독성

탈퀘타맙과 같은 GPRC5D를 타깃으로 하는 이중항체는 GPRC5D 항원이 다발골수종 세포뿐만 아니라 피부조직, 손톱, 혀, 타액선 등의 상피세포에서도 발현되기 때문에 발진, 미각 이상, 구강 점막염, 손발 통증, 손톱변화 등의 부작용이 나타날 수 있습니다.

44

벨란타맙 마포도틴은 어떤 약인가요?

벨란타맙 마포도틴은 다발골수종 세포 표면에 많이 발현되어 있는 B세포 성숙 항원(BCMA)을 표적으로 하는 항체-약물 접합체입니다. 정맥주사제로 투여되는 이 약물은, 암세포 표면의 BCMA에 항체가 결합한 뒤 세포 내부로 들어가고, 이후 항체에 연결되어 있던 세포독성 물질인 MMAF가 세포 안에서 방출되어 암세포의 성장을 멈추고 세포사멸을 유도합니다.

이러한 직접적인 항암 효과 외에도, 벨란타맙 마포도틴은 항체매개 세포독성 작용 및 세포 포식작용을 통해 면역반응을 통한 간접적인 항암 효과도 함께 나타냅니다. 즉, 암세포를 직접 죽이는 동시에 면역세포가 암세포를 인식하고 제거하도록 도와주는 역할도 합니다.

임상시험결과에 따르면, 벨란타맙 마포도틴은 기존 치료제를 모두 실패한 재발성·불응성 다발골수종 환자에서 의미 있는 치료 반응을 보였습니다.

벨란타맙 마포도틴에서 가장 중요한 부작용은 안구 독성입니다. 대표적으로 각막병증, 시력 저하, 눈의 건조감 등이 나타날 수 있으며, 이는 MMAF 성분을 포함한 항체-약물 접합체에서 흔히 나타나는 특징적인 부작용입니다. 이 부작용은 용량 조절이나 투여 간격의 조정을 통해 대부분 효과적으로 관리가 가능하며, 실제로 임상시험에서 안구 부작용 때문에 치료를 중단한 경우는 드물었습니다. 다만, 이러한 부작용을 조기에 발견하고 관리하기 위해서는 치료 중 정기적인 안과 검진이 반드시 병행되어야 합니다.

#45

CAR-T세포 치료는 어떤 치료인가요?

CAR-T세포(키메라 항원 수용체 T세포) 치료는 T세포를 유전자 조작하여 암세포에 특이적인 키메라 항원 수용체(CAR)를 발현하게 함으로써 암세포를 선택적으로 인식하고 공격할 수 있도록 하는 면역세포 치료입니다. T세포는 암세포를 인식하고 공격하는 중요한 면역세포이나, 암세포가 발생하고 진행하는 과정에서 그 기능이 약해질 수 있습니다. 이러한 T세포의 기능을 강화시켜 암을 치료하려는 노력이 과거부터 이어져 왔으며, CAR-T세포 치료가 가장 강력한 효과를 보이고 있는 치료법 중 하나입니다.

CAR-T세포 치료 과정은 다음과 같습니다. 첫째, 환자의 혈액을 채취하여 T세포를 분리합니다. 이후 다발골수종 암세포에 특이적인 CAR-T세포를 제작하고 배양하여 대량으로 증식시킵니다.

그 다음, 환자에게 림프구 제거 항암치료를 시행한 후, CAR-T세포 치료제를 정맥으로 주입하여 치료를 진행합니다.

다발골수종에서 CAR-T세포 치료는 더 이상 다른 치료 방법이 없는 환자를 대상으로 한 임상 연구에서 우수한 치료 반응과 생존 기간을 보이며, 현재 다발골수종 주요 치료방법 중 하나로 자리 잡고 있습니다.

그러나 CAR-T세포 치료는 몇 가지 단점이 있습니다. 먼저, 고가의 치료제라는 점과 제조부터 환자에게 투여될 때까지 긴 시간이 소요된다는 점, 그리고 치료에 따른 부작용으로 사이토카인 방출 증후군, 면역 관련 신경독성 증후군, 혈구감소증, 감염 등이 발생할 수 있는 위험이 있습니다. 또한 치료 후 시간이 지나면서 재발할 가능성도 존재합니다. 하지만 전 세계적으로 CAR-T세포 치료에 대한 경험이 축적됨에 따라, 심각한 부작용에 대한 예방 및 대응이 점점 더 원활하게 이루어지고 있습니다.

외국에서는 현재 두 종류의 CAR-T세포 치료제가 미국 식품의약국(FDA)의 승인을 받아 사용되고 있으며, 국내에서도 한 제품이 승인을 받았으나 아직 도입되지 않았고, 현재는 임상시험의 일환으로 소수의 환자에게만 사용되고 있습니다. 보다 발전된 CAR-T세포 치료제 개발을 위한 연구가 활발히 진행되고 있어, 가까운 시일 내에 국내의 다발골수종 환자들도 원활하게 치료를 받을 수 있을 것으로 기대됩니다.

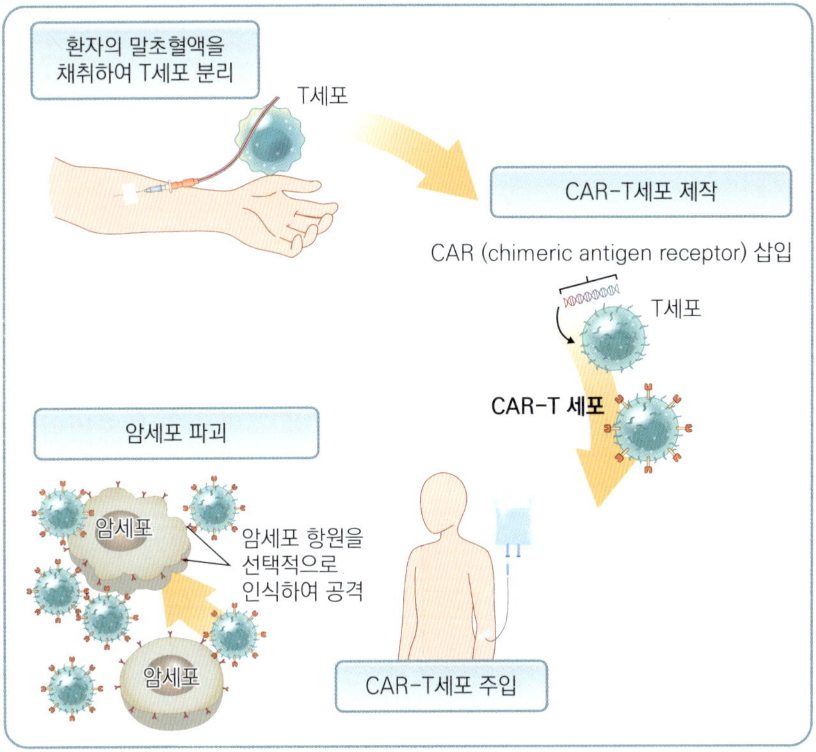

CAR-T세포 치료

46

파미드로네이트, 졸레드론산, 데노수맙은 어떤 약물입니까?

우리 몸의 뼈는 파골세포와 조골세포의 균형으로 유지됩니다. 다발골수종에서는 파골세포가 활성화되어 뼈가 약해지고, 골다공증이나 골용해로 인한 골절 등의 골격계 합병증을 겪게 됩니다.

파미드로네이트와 졸레드론산은 비스포스포네이트 계열의 약물로 파골세포의 활동을 억제하여 통증을 경감시키고 골격계 합병증을 예방할 수 있습니다. 또한, 이들 약제는 골흡수 증가로 인해 발생하는 고칼슘혈증의 치료에도 중요한 역할을 합니다. 파미드로네이트와 졸레드론산의 골격계 합병증 예방 효과는 비슷하나, 고칼슘혈증의 치료 효과는 졸레드론산이 더 강력한 것으로 평가되고 있습니다. 흔한 부작용으로는 발열, 권태감, 뼈 통증, 근육통, 저칼슘혈증, 오심, 구토 등이 있으며 대부분은 경증이거나 일시적입니다. 가장 주의할 부작용으로는 턱뼈 괴사가 있습니다. 이를 예방하기 위해서는 비스포스포네이트 사용 전과 사용 중 주기적인 치과 검진이 필요하며, 치아 발치 등의 침습적인 치과 치료를 시행하려면 미리 약제 사용을 중단하여야 합니다. 또한 비스포스포네이트는 신장을 통해 배설되기 때문에, 신부전 환자에서 신장기능을 악화시킬 수 있으므로 사용 중 신장기능에 대한 관리가 필요합니다.

한편, 데노수맙은 새로운 작용기전을 가진 항체 치료제로 파골세포를 자극하는 단백질(RANKL)을 차단하여 뼈흡수를 막습니다. 데노수맙은 졸레드론산과의 직접 비교 연구에서 다발골수종 환자의 골격계 합병증의 발생빈도와 발생 시간에서 비슷하거나 일부 우월한 결과를 보여주었습니다.

턱뼈 괴사, 저칼슘혈증의 빈도는 두 약제에서 비슷하게 나타났는데 칼슘과 비타민 D를 함께 복용하는 경우 저칼슘혈증의 빈도를 감소시킬 수 있습니다. 신기능 손상의 빈도는 졸레드론산에 비해 데노수맙이 낮게 보고되었습니다. 데노수맙은 신기능 저하에 따른 용량 조절이 필요하지 않기 때문에, 신기능 저하가 있는 다발골수종 환자에서 골격계 합병증 예방을 위해 비스포스포네이트의 좋은 대안이 될 수 있습니다.

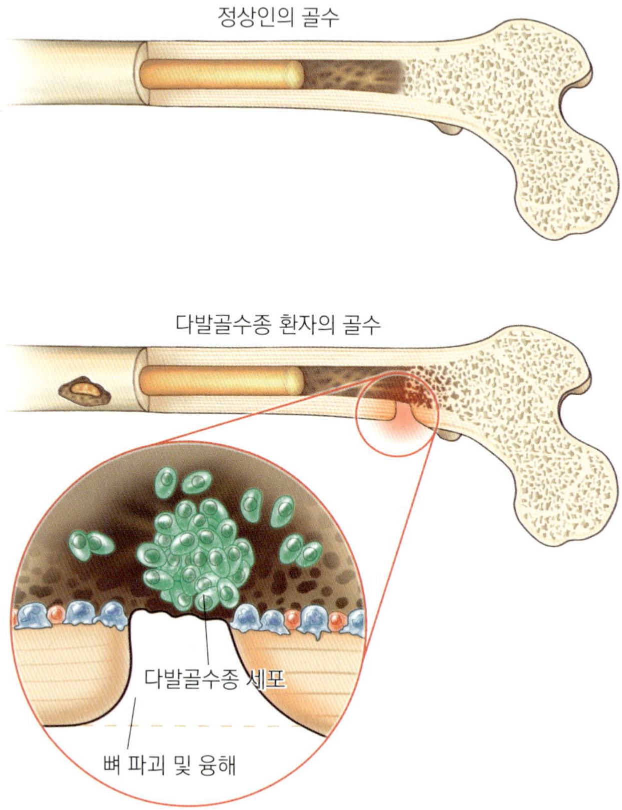

정상인과 다발골수종 환자의 골수

#47

적혈구생성촉진제/호중구 집락 생성촉진인자는 무엇이고 언제 투여하나요?

1. 적혈구생성촉진제

신장기능이 떨어져서 신장에서 생성되어 분비되는 호르몬인 적혈구생성인자의 생성이 감소하거나 골수질환으로 인해 골수에서 적혈구 생성이 감소하면 빈혈이 발생할 수 있습니다. 다발골수종은 정상적인 골수기능이 억제되고 신장기능이 저하되어 적혈구생성인자가 감소되며 항암치료에 의한 골수 손상 등의 다양한 이유로 많은 환자들이 빈혈을 경험하게 됩니다. 적혈구생성촉진제는 신장에서 만들어지는 적혈구생성인자의 재조합 합성 호르몬 주사약으로 이러한 빈혈 치료에 사용됩니다. 다발골수종으로 진단받고 치료 중에 혈색소 수치가 10 g/dL 미만이고 다른 빈혈 원인이 배제된 경우 적혈구생성촉진제를 사용할 수 있습니다. 적혈구생성촉진제는 고혈압이나 혈전증 등의 부작용도 생길 수 있어 혈색소 수치, 전신 상태, 치료 계획 등을 종합적으로 고려하여 사용과 중단을 결정해야 합니다.

2. 호중구 집락 생성촉진인자

호중구는 백혈구의 한 종류로 우리 몸을 세균과 바이러스로부터 지키는 1차 방어 세포입니다. 호중구 수치가 너무 낮아지면 일상적인 세균에도 쉽게 감염될 수 있습니다. 호중구 집락 생성촉진인자는 호중구의 생성 및 활성화를 촉진하는 재조합 단백질 주사약으로 항암치료 후 발생하는 호중구감소증을 개선하기 위해 사용할 수 있습니다. 항암치료를 받는 다발골수종 환자에서 항암제는 암세포뿐만 아니라 골수에서 정상 혈액을 만들어내는 조혈 기능도 억제하여 백혈구의 일종인 호중구도 감소시킬 수 있습니다. 이때 감염의 위험성이 일시적으로 높아질 수 있습니다. 대부분 항암제 투약 7~14일 사이 호중구감소증이 발생하는데, 호중구가 1,000개(1,000/uL) 미만으로 감소하면 감염 위험이 크게 증가하기 때문에 예방적인 목적으로 호중구 집락 생성촉진인자 투여를 고려할 수 있습니다.

또한 자가조혈모세포이식을 위한 조혈모세포 채집에도 사용됩니다. 조혈모세포 채집 전에 호중구 집락 생성촉진인자를 며칠간 투여하여 조혈모세포를 골수에서 말초혈액으로 이동을 유도합니다. 때로는 호중구 집락 생성촉진인자와 함께 플레릭사포르 같은 약제를 병용하여 동원 효과를 높이기도 합니다.

대부분의 경우 큰 부작용은 없으나, 20~30%의 환자에서 뼈와 근육 통증이 동반될 수 있습니다. 이러한 통증은 대부분 일시적이며, 적절한 진통제 사용으로 증상 조절이 가능합니다. 드물게는 비장 비대 등의 이상 반응도 보고된 바 있어 모니터링이 필요합니다.

48

아스피린이나 항응고제는 언제 투여하나요?

아스피린 및 항응고제는 혈전증의 예방과 치료에 사용되는 약물입니다. 혈전증은 혈액이 응고된 덩어리가 혈관을 막아 정상적인 혈액순환을 저해하여 조직의 허혈 손상을 일으키는 질환입니다. 정맥에 생기는 대표적인 혈전증으로는 심부정맥혈전증과 폐색전증이 있으며, 동맥에 생기는 혈전증으로는 뇌졸중, 협심증, 심근경색이 있습니다.

다발골수종 환자는 혈전증의 위험도를 미리 평가받아야 하며, 고위험군으로 분류되는 경우 예방을 위해 아스피린 또는 항응고제 치료를 고려해야 합니다. 혈전증의 위험인자로는 고령, 비만, 골절, 최근 수술 이력, 이전의 혈전증 병력 등이 있습니다.

다발골수종 치료에 사용하는 항암제는 정맥 또는 동맥에 혈전증을 유발할 수 있으며, 특히 면역조절제(탈리도마이드, 레날리도마이드, 포말리도마이드)는 그 위험이 더욱 높습니다. 따라서 면역조절제를 복용하는 경우 혈전증 예방을 위해 항응고제나 아스피린을 함께 복용하는 것이 권장됩니다. 기존에 다른 질환으로 인해 아스피린이나 항응고제를 복용 중이었다면, 다발골수종 치료 중에도 특별한 이유가 없는 한 지속해야 합니다. 만약 다발골수종 치료 중 새로운 혈전증이 발생한 경우에는 항응고제를 지속적으로 투여해야 합니다.

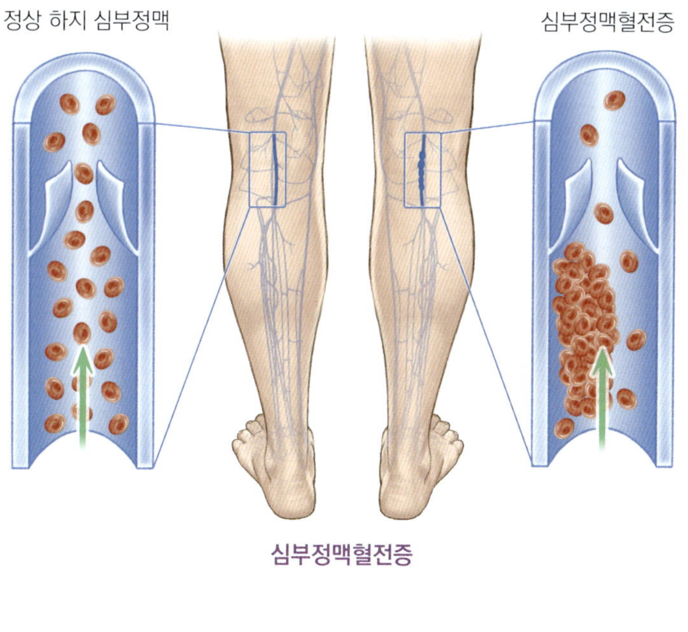

심부정맥혈전증

#49

아시클로비어 같은 항바이러스약은 왜 처방해 주시나요?

다발골수종 환자들은 여러 가지 이유로 감염에 취약합니다. 다발골수종 자체가 면역기능 저하를 초래하고, 치료 과정에서 발생하는 면역억제가 감염에 대한 저항력을 약화시킵니다. 특히, 노인이나 면역력이 저하된 환자들에서는 감염이 중요한 사망 원인 중에 하나가 되기도 합니다.

감염은 바이러스나 세균에 의한 감염이 대부분이며 바이러스 감염으로는 인플루엔자나 헤르페스바이러스 감염이 대표적입니다. 헤르페스바이러스는 면역력이 떨어진 환자에서 재활성화되면서 수두, 단순포진, 대상포진 등을 일으킬 수 있습니다.

아시클로비어와 같은 항바이러스약은 다발골수종 치료 중 헤르페스바이러스 감염을 예방하기 위해 사용됩니다. 특히 단순포진

바이러스와 대상포진 바이러스에 과거에 감염된 적이 있는 환자에서는 재활성 감염 예방을 위해 예방적으로 아시클로비어를 사용하는 것과 재조합대상포진백신 접종이 권장됩니다. 또한 프로테아좀 억제제(예: 보르테조밉, 익사조밉, 카필조밉 등) 또는 항체치료제(예: 다라투무맙) 치료를 받는 환자에게도 바이러스 감염 예방을 위해 아시클로비어의 사용이 권장됩니다.

자가조혈모세포이식 후에는 면역이 더욱 약해지므로 대상포진 재활성화 위험이 높기 때문에, 이식 후 아시클로비어를 포함한 항바이러스 예방요법이 필수적입니다.

#50

조혈모세포는 무엇인가요? 자가조혈모세포이식은 어떤 치료인가요?

조혈모세포는 자가 복제와 분화 능력을 통해 백혈구, 적혈구, 혈소판과 같은 혈액 세포를 생성할 수 있는 줄기세포로 골수나 제대혈에 주로 존재합니다.

자가조혈모세포이식은 환자 본인의 조혈모세포를 이식하는 방법으로, 조혈모세포를 환자 본인으로부터 채취하여 냉동 보관한 후 나중에 해동하여 다시 주입하는 과정을 포함합니다. 일반적으로 암세포를 최대한 제거하기 위해 고용량의 항암제를 투여한 후 손상된 조혈모세포를 대체하여 골수 기능을 회복시키기 위해 사용됩니다.

조혈모세포 채집 과정은 다음과 같습니다.

1. 환자의 조혈모세포가 골수에서 말초혈액으로 쉽게 방출되도록 호중구 집락 생성촉진인자를 단독 또는 항암제와 함께 투여합니다.
2. 며칠 후 말초혈액 내 조혈모세포 수가 충분히 증가하면 조혈모세포를 채집하여 냉동 보관합니다.
3. 이후 이식을 위한 고용량 항암제를 투여한 다음, 냉동된 환자 자신의 조혈모세포를 해동하여 환자에게 주입합니다.

조혈모세포이식은 치명적인 독성과 합병증이 동반될 수 있으므로 모든 다발골수종 환자가 자가조혈모세포이식의 대상이 되는 것은 아닙니다. 우리나라에서는 주로 70세 미만의 환자에게 시행되고 있습니다.

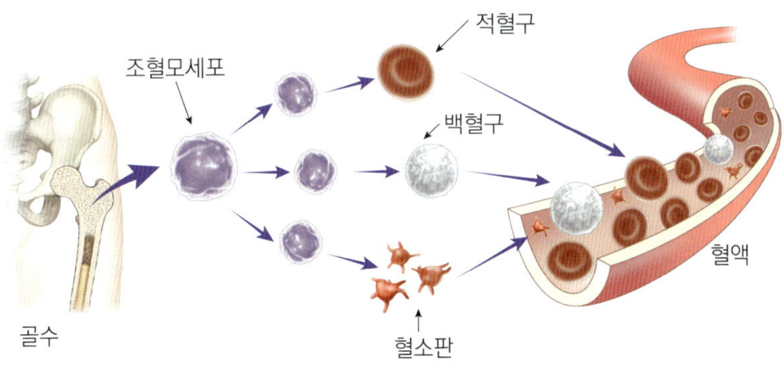

혈액세포의 생성과정

#51

자가조혈모세포 채취와 이식 과정을 설명해 주세요

정상적으로 대부분의 조혈모세포는 골수 내에 존재하며 말초혈액에 순환하지 않습니다. 이식을 위한 자가조혈모세포 채취는 조혈모세포를 골수에서 말초혈액으로 이동시키는 '가동화' 과정을 거쳐 말초혈액 성분채집술을 통해 이루어집니다. 가동화를 위해 일반적으로 호중구 집락 생성촉진인자(G-CSF) 단독 또는 항암제(사이클로포스파마이드, 에토포시드 등)와 G-CSF를 병용하는 방법이 사용되며, 이때 효과적으로 가동화되지 않으면 플레릭사퍼 같은 가동화 촉진제를 추가로 사용합니다.

충분한 가동화 후에는 성분채집술을 시행하게 되는데, 이는 환자의 혈액을 체외 성분채집기에 통과시키면서 원심분리하여 조혈모세포를 수집하고 나머지 성분은 환자에게 다시 돌려주는 과정입니다. 시술에 약 3~4시간이 소요되며, 원활한 혈액의 흐름을 유지하기 위해 보통 중심정맥관이 필요합니다.

한 번의 자가조혈모세포이식을 위해 필요한 최소한의 조혈모세포는 체중 1 kg당 CD34 양성 조혈모세포 $2\sim3\times10^6$개 정도이며, 일반적으로 5×10^6개를 목표로 채집합니다. 한 번 가동화된 말초혈액 조혈모세포는 시간이 지남에 따라 점차 감소하므로 최적기간 내에 최대한 성분채집술을 반복하여 채취해야 합니다. 하루에 채집되는 양은 개인차가 있으며, 질환 상태나 이전 치료 이력에 따라 달라질 수 있습니다. 충분한 양의 세포를 얻기 위해 성분채집술을 하루에서 수일간 반복 시행할 수 있습니다.

이후 자가조혈모세포이식의 과정은 다음과 같은 3단계로 구성됩니다.

1. 전처치 항암치료

이식을 위해 입원하면, 우선 고용량의 항암제를 투여하여 남아 있는 암세포를 최대한 제거해야 합니다. 이때 멜팔란, 부설판, 티오테파 같은 알킬화제가 흔히 사용되며 약제에 따라 2~7일이 소요됩니다. 일반적인 항암요법에 비해 강도가 높아 심한 범혈구감소증 및 합병증 위험이 높습니다.

2. 자가조혈모세포 주입(이식)

전처치가 완료되면 1~2일간의 휴식기를 가진 후 조혈모세포를 주입합니다. 채집하여 냉동 보관했던 자가조혈모세포를 해동하여 중심정맥관을 통해 환자의 혈관으로 주입하는데, 해동된 세포는 상온에서 오래 둘 수 없기 때문에 예정된 이식일에 맞춰 꺼내어 해동 즉시 환자에게 투여해야 합니다.

3. 회복기

세포 주입 이후에도 전처치 항암제의 골수억제 효과가 약 2주간 지속되며, 이 시기에는 발열, 감염, 출혈, 장기 기능 손상 등의 위험이 크기 때문에 주입된 조혈모세포가 새로운 혈액 세포를 만

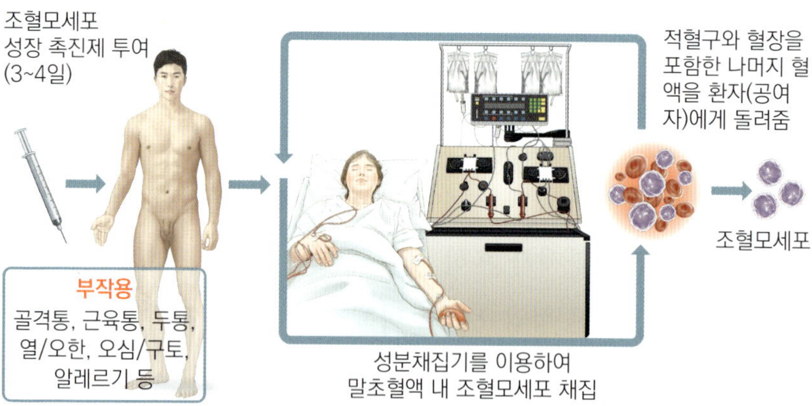

말초혈액 조혈모세포 채집

들어 골수 기능이 회복될 때까지 무균실에서 적극적인 감시와 치료가 필요합니다. 일반적으로 이식 2~3주 후 혈액 수치와 전신 상태가 회복하여 퇴원하지만, 경우에 따라 회복이 지연되거나 합병증 관리가 더 필요한 경우도 있습니다.

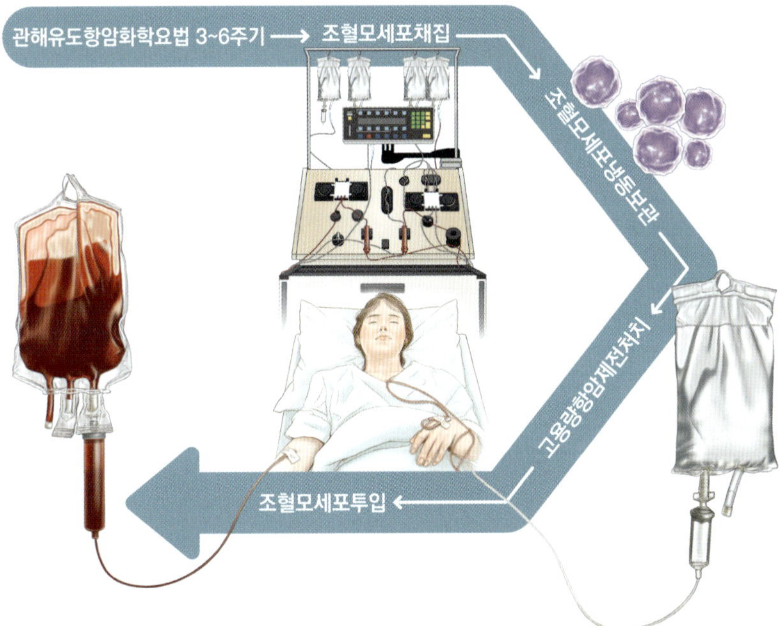

자가조혈모세포이식 과정

#52

자가조혈모세포이식을 할 때 어떤 부작용이 생길 수 있나요?

자가조혈모세포이식 과정에서 환자들은 다양한 부작용을 경험할 수 있습니다. 대표적인 부작용은 다음과 같습니다.

1. 전처치 항암제로 인한 부작용

울렁거림, 구토, 입안 또는 항문 통증, 설사, 탈모 등이 있으며, 개인마다 경증에서 중증까지 다양한 정도로 나타날 수 있습니다.

2. 조혈모세포 주입 시 부작용

- 자가조혈모세포의 냉동 보관에 사용되는 세포보호제인 DMSO는 황화합물로, 주입 시 특유의 온천 냄새가 날 수 있습니다. 이는 혈액을 통해 호흡으로 배설되기 때문에 주입 후

1~2일 동안 환자가 숨을 쉴 때 냄새가 느껴질 수 있습니다.

- 주입 중 혈압 저하, 가슴 두근거림, 호흡 곤란 등의 증상이 발생할 수 있으며, 많은 양이 주입될 경우 신부전, 근육통, 복통 등이 동반될 수 있습니다.

3. 생착 및 회복 과정에서의 부작용

- 간정맥폐쇄증, 출혈 등 드물지만 심각한 부작용이 발생할 수 있습니다.
- 매우 드물게(5% 미만) 생착 실패가 발생할 수 있으며, 이로 인해 치명적인 감염이나 지속적인 수혈이 필요한 경우도 있습니다.
- 감염 예방을 위해 항생제, 항진균제, 항바이러스제를 투약하더라도, 이식 후 약 2주 동안 호중구가 500개(500/uL) 미만으로 감소하는 시기에는 폐렴, 패혈증 등의 감염 위험이 높아질 수 있습니다.

환자의 호중구 수치가 회복되고 혈소판 수혈 필요가 줄어들면 퇴원을 준비하고 외래로 전환하는 계획을 세우게 됩니다. 그러나, 퇴원 후에도 발열, 기침, 가래, 복통, 설사 등 감염이 의심되는 증상이 발생하면 즉시 담당 의사와 상의해야 합니다.

#53

다발골수종에서 자가조혈모세포이식은 반드시 해야 하나요?

자가조혈모세포이식은 다발골수종 치료에서 매우 중요한 치료 옵션 중의 하나입니다. 특히 비교적 젊고 건강상태가 양호한 환자에서는 표준치료로 권고됩니다. 최근에는 보르테조밉, 레날리도마이드, 다라투무맙 등의 신약을 포함한 3제 혹은 4제 병합요법이 뛰어난 효과를 보이며 일부 연구에서는 이식을 생략하거나 연기하는 접근도 시도되고 있습니다.

그러나 아직까지는 자가조혈모세포이식을 받은 경우가 항암치료만 받은 경우보다 무진행 생존기간 측면에서 더 우수한 성적을 보이고 있으며 특히 고위험군의 경우에는 자가조혈모세포이식이 훨씬 더 효과적이었습니다. 또한, 신약만으로 치료할 경우 장기간 투약으로 항암제 부작용이 누적되면서 환자의 삶의 질이 떨어질 수 있는 반면, 자가조혈모세포이식을 받은 후에는 힘든 치료과정이 종결되고 정상 생활로 돌아가 삶의 질이 향상되는 경우도 많습니다.

따라서 현시점에서 진단 당시 70세 미만인 경우, 고용량 항암요법을 감당할 수 없는 특별한 이유가 없는 한 자가조혈모세포이식을 시행하는 것이 원칙입니다. 다만, 환자의 상태에 따라서 처음부터 자가조혈모세포이식을 바로 시행하는 것이 아니라, 우선 표준 항암치료를 받고 추후 재발 시 이식을 받는 방법도 고려할 수 있습니다.

또한, 최근 개발된 면역 치료법, 특히 CAR-T세포 치료는 재발 환자에서 단회 투여만으로도 효과를 보이고 있으며, 초기 진단환자에서 자가조혈모세포이식과 비교하는 임상 연구가 진행 중이어서 그 결과가 기대됩니다.

결론적으로, 자가조혈모세포이식은 다발골수종 환자의 치료에서 여전히 중요한 치료방법이며, 환자의 전신 상태와 치료 반응에 따라 개별적으로 결정되어야 합니다.

54

자가조혈모세포이식만 하고 나면 더 이상 치료는 안 해도 되나요?

자가조혈모세포이식은 다발골수종의 반응률을 높이고 생존기간을 연장하기 위한 중요한 치료 방법 중 하나입니다. 그러나 이식을 받았다고 해서 더 이상 치료를 하지 않아도 되는 것은 아닙니다. 새로운 치료제의 개발과 함께 치료 성적이 향상되고 있지만, 다발골수종은 여전히 반복적으로 재발하는 질환이므로 자가조혈모세포이식 후에도 대부분 지속적인 치료가 필요합니다.

일반적으로 자가조혈모세포이식 후 환자가 어느 정도 회복이 되고 나면 유지 항암치료(유지요법)를 받는 경우가 많습니다. 유지요법은 초기 치료 시보다 저용량의 항암제를 장기간에 걸쳐 투여하는 방법으로 재발을 막고 관해 상태를 더 오래 유지하기 위해 시행하는 항암치료를 말합니다. 자가조혈모세포이식을 시행받은 환자들에서 레날리도마이드 유지요법을 시행한 경우 무진행 생존기간과 전체 생존기간이 향상되었다는 대규모 임상 연구결과를 바탕으로 국내에서는 레날리도마이드 유지요법을 시행하고 있습니다. 심각한 부작용이 없다면 수년 이상 병이 다시 진행할 때까지 계속합니다. 또, 익사조밉을 자가조혈모세포이식 이후 24개월 동안 유지하는 것도 비급여로 허가되어 있습니다.

유지요법 이외에도 자가조혈모세포이식 후 치료 반응을 좀 더 향상시키기 위해 초기 치료 시와 비슷한 강도의 항암치료를 시행하는 공고항암요법도 시행할 수 있습니다. 보통 공고항암치료는 이식 전 시행했던 유도요법을 약 2주기 정도 이식 후에 반복합니다. 고위험군 환자의 경우 치료 반응과 환자의 상태에 따라 연속적으로 두 번의 자가조혈모세포이식을 시행받을 수도 있습니다.

#55

자가조혈모세포이식 후에 완전관해를 얻었습니다. 유지요법이 필요한가요?

자가조혈모세포이식 후 안정 질환, 부분 반응, 매우 좋은 부분 반응 또는 완전관해(=완전 반응)에 도달한 환자에게는 유지요법이 권고됩니다. 이는 지금까지의 여러 연구 결과에서 레날리도마이드 유지요법이 전체 반응률뿐 아니라 무진행 생존기간과 전체 생존기간을 향상시킬 수 있음이 입증되었기 때문입니다. 따라서, 자가조혈모세포이식 이후 완전관해를 얻었다 할지라도 레날리도마이드와 같은 약물을 이용한 유지요법은 관해 상태를 더 오래 유지하는 데 도움이 됩니다. 이는 실제로 완전관해 상태에 있더라도 고감도의 미세잔존암 검사에서는 상당수가 여전히 질병이 남아 있기 때문으로 이해되고 있습니다.

현재까지 유지요법을 얼마나 오랫동안 지속해야 하는지에 대한 명확한 기준은 없으며, 국내외 주요 가이드라인에서는 질병이 진행하거나, 치료독성으로 더 이상 유지요법을 지속하기 어려운 경우가 아니라면 계속 지속할 것을 권고하고 있습니다.

최근에는 미세잔존암 상태에 따라 유지요법 약물의 종류와 기간을 조절하려는 연구들이 활발히 진행되고 있습니다. 이러한 연구 결과들이 축적되면 앞으로는 자가조혈모세포이식 후 유지요법의 필요성, 약물 선택, 기간 등을 더욱 더 정밀하게 결정할 수 있게 될 것으로 기대됩니다. 따라서 현재로서는, 자가조혈모세포이식 후 완전관해에 도달했다 하더라도 유지요법이 필요하며 향후 연구 결과에 따라 지속적으로 치료 전략이 조정될 것으로 전망됩니다.

56

자가조혈모세포이식 후 지금은 미세잔존암도 검출이 안 된다고 합니다. 치료를 중단해도 되나요?

현재까지의 연구결과에 따르면 미세잔존암이 검출되지 않더라도 치료를 바로 중단하는 것은 권장되지 않습니다. 자가조혈모세포이식을 받고 난 뒤 미세잔존암 검사가 음성으로 나왔다는 것은 아주 정밀한 검사로도 암세포가 검출되지 않을 정도로 매우 좋은 치료반응을 보였다는 것입니다. 이러한 경우에는 상대적으로 재발 위험이 낮고 예후가 좋은 것으로 알려져 있습니다. 하지만 이식 후 완전반응 또는 미세잔존암 음성을 달성했다 하더라도, 일부 소량의 미세한 다발골수종 세포가 여전히 존재할 수 있기 때문에 유지치료가 필요하며 유지요법은 이들 세포가 자라지 않도록 막아 다발골수종의 재발을 예방하는 데 도움을 줍니다. 따라서 대부분의 경우 미세잔존암 음성 상태에서도 유지요법을 지속하여 관해상태를 오래 유지하는 것이 중요합니다. 수년간 재발 없이 안정적인 상태가 지속되고 미세잔존암 음성이 유지된다면, 특히 유지요법으로 인한 부작용이 심하거나 삶의 질이 크게 떨어질 경우 환자의 건강 상태, 재발 위험도, 진행 중인 검사결과에 따라 유지요법 중단을 신중하게 고려해 볼 수 있습니다. 현재 진행되고 있는 여러 임상연구 결과에 따라 앞으로는 미세잔존암 상태에 따른 치료 전략이 달라질 수 있습니다.

#57

정해진 기간의 일차치료를 마쳤지만 아직 완전관해에 도달하지 않았습니다. 저는 쉬지 않고 계속 치료해야만 하나요?

일차치료 후 M단백이 남아 있어 완전관해에 도달하지 않은 경우에도 치료 중단 후 상당 기간 동안 다발골수종의 악화 없이 유지되는 경우가 있습니다. 따라서, 계획된 치료를 마친 이후에도 M단백이 남아 있는 모든 환자들이 반드시 계속 치료를 받아야 하는 것은 아닙니다. 계획된 치료 종료 후 M단백량의 변화, 빈혈, 신기능저하, 고칼슘혈증, 감염과 같은 다발골수종과 연관된 증상 유무 등을 지속적으로 추적하면서, M단백이 지속적으로 증가하지 않고, 질환과 관련된 증상이 동반되지 않는다면 담당 의료진과 상담하여 약물 치료를 중단하고 경과를 지켜볼 수 있습니다.

최근에는 일차치료이후 완전관해에 도달하더라도, 질환의 재발까지 지속적으로 치료하는 것을 계획하기도 합니다. 따라서, 다발골수종의 치료에서는 질환의 반응만을 고려하여 치료 지속 여부 및 기간을 정하지는 않고, 해당 환자의 전신상태, 약물의 효과 및 독성 등을 종합적으로 고려하여 치료 지속 여부 및 기간을 결정합니다.

#58

이번 검사에서 재발했다는 말을 들었습니다. 바로 치료를 시작해야 하나요? 어떤 치료를 받게 되나요?

M단백 혹은 유리경쇄수치가 혈액 혹은 소변 검사에서 완전히 없어졌다가 다시 나타나거나 혹은 최저점에 이르렀다가 25% 이상 증가한 경우 재발로 정의합니다. 일반적으로 M단백이 존재하는 경우에는 M단백이 기준이 되며, M단백이 없는 경우에는 유리경쇄수치가 기준이 됩니다.

다발골수종에서 재발은 다른 고형암의 재발과 다르게 생화학적 재발과 임상적 재발 이렇게 두 가지로 나눌 수 있습니다.

M단백의 기준으로 재발이 확인되었지만, 다발골수종에서 동반하는 증상과 증후가 없는 상태를 생화학적 재발이라고 합니다. 생화학적 재발이 있더라도 일부에서는 오랜 기간 동안 다발골수종과 연관된 증상이나 증후를 보이지 않는 경우도 있기 때문에, 생화

학적 재발 상태에서 모든 환자에게 항암치료를 바로 시작하는 것이 권고되는 것은 아닙니다. 치료 시작 시점은 질병의 진행 속도, 환자의 상태, 이전 치료 반응 등을 종합적으로 고려하여 개별적으로 결정됩니다.

반면 임상적 재발은 혈액검사에서 M단백이나 유리경쇄수치의 악화와 동반하여 빈혈, 신기능 저하 혹은 뼈 통증 등 다발골수종 관련 증상 혹은 증후가 다시 나타나는 경우입니다. 드물게 혈액검사에서는 정상이지만, 형질세포종이 진행하는 임상적 재발의 유형도 있습니다. 이러한 임상적 재발의 경우에는 지체 없이 적극적인 2차 치료를 시행하는 것이 필요합니다.

재발은 생화학적 재발이 임상적 재발에 선행하거나, 두 가지가 동시에 나타날 수도 있습니다. 생화학적 재발이 선행되는 경우 임상적 재발과의 간격은 환자마다 다르지만 보통 수개월에서 1년 정도입니다.

대부분의 환자가 일차치료 후 어느 시점에서 재발을 경험하게 됩니다. 다발골수종이 재발한 경우 2차 치료는 여러 가지 요소를 고려하여 결정하게 됩니다. 가장 중요한 것은 이전에 사용했던 약제와 반응 정도, 반응기간과 부작용이며 재발의 속도, 환자의 전신 상태나 동반 질환 등도 중요한 고려 사항입니다. 또한 이전에 자가조혈모세포이식을 받지 않았거나 자가조혈모세포이식 후 충분한 기간이 지나 재발한 경우라면 2차 자가조혈모세포이식을 고려할 수도 있습니다. 또한 좋은 효과가 기대되는 많은 신약이 개발되고 있어 임상시험에 참여하여 이러한 신약을 투약 받는 기회를 가질 수도 있습니다. 환자마다의 임상 상황이 다르므로 구체적인 치료법은 의료진과의 상의가 반드시 필요합니다.

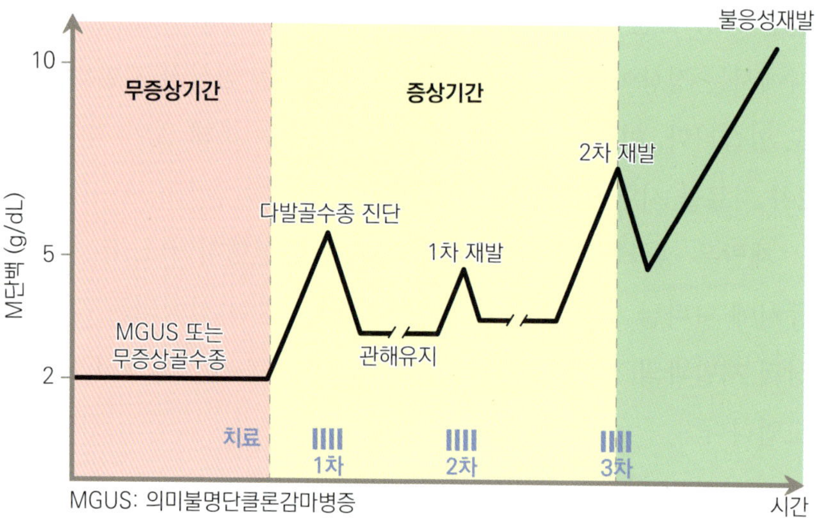

다발골수종의 진행 양상

#59

재발은 몇 번이나 되나요? 치료는 언제 종료가 되나요?

다발골수종은 만성적인 경과를 보이는 질환으로, 현재의 치료는 완치보다는 질병을 조절하고 장기적인 생존을 목표로 합니다. 따라서 치료 후 일정 기간 동안 질병이 억제되더라도, 시간이 지나면서 재발할 가능성이 높으며, 일반적으로 여러 차례 재발할 수 있습니다. 다만, 재발의 횟수와 주기는 환자의 질병 특성, 초기 치료 반응, 유지 치료 여부 등에 따라 다르게 나타납니다.

재발은 보통 다음과 같은 양상으로 구분됩니다.

1. 초기 치료 후 첫 번째 재발

대부분의 환자는 1차 치료(항암화학요법±자가조혈모세포이식) 후 일정 기간 동안 관해(질병의 소실) 상태를 유지하지만, 이후 병이 다시 활성화될 수 있습니다. 관해 기간은 치료 방법 및 환자의 상태에 따라 다르며, 평균적으로 2~5년 정도 지속될 수 있습니다.

2. 다회 재발

첫 번째 재발 후 2, 3, 4차 치료 등을 반복하게 되며, 각 치료를 통해 다시 일정 기간 질병을 조절할 수 있습니다. 그러나 치료를 반복할수록 점점 더 치료에 대한 반응이 감소할 수 있으며, 관해 기간이 짧아질 가능성이 있습니다.

다발골수종의 치료는 질병의 단계와 환자의 상태에 따라 다르게 진행되며, 다음과 같은 상황에서 종료될 수 있습니다.

1. 치료 효과가 지속되는 동안 유지 치료

자가조혈모세포이식 후 레날리도마이드 유지요법 등으로 질병의 진행을 최대한 늦추는 것이 일반적인 치료 전략입니다. 유지 치료는 일반적으로 재발 시점까지 지속됩니다.

2. 반복적인 치료 후 더 이상 반응이 없거나 내성이 생기는 경우

치료약제 투약 중 기저 다발골수종이 진행하거나 부작용 등으로 기존 치료를 지속할 수 없는 경우이며, 이러한 경우에는 기존의 치료를 중단하고 다른 치료법을 시도하게 됩니다. 전신상태가 너무 불량한 경우에는 적극적인 치료 대신 최선의 지지요법으로 전환할 수도 있습니다.

3. 환자의 전반적인 건강 상태에 따른 치료 결정

고령 환자나 동반 질환이 많은 경우, 적극적인 항암치료보다 환자의 삶의 질을 유지하는 방향으로 치료 목표를 조정할 수 있습니다. 환자 및 보호자와의 충분한 논의를 통해 치료 종료 여부를 결정하게 됩니다.

#60

다발골수종도 백혈병처럼 동종조혈모세포를 이식할 수도 있나요?

동종조혈모세포이식은 건강한 다른 사람(공여자)으로부터 조혈모세포를 받아 환자에게 이식하는 치료 방법입니다. 이 방법은 환자 본인의 세포를 사용하는 자가조혈모세포이식과는 달리, 면역력이 건강한 다른 사람의 세포를 이용하기 때문에, 암세포를 직접 공격하는 면역치료 효과(항골수종 효과)를 기대할 수 있습니다. 이런 효과로 인해 치료 성공률이 높아질 수 있는 장점이 있는 반면, 다른 사람의 면역세포를 이식받는 만큼 면역 관련 부작용도 많이 생길 수 있습니다. 대표적인 합병증으로는 이식편대숙주병(GVHD)과 같은 면역 합병증, 그리고 심각한 감염증 등이 있으며 이러한 부작용은 비교적 흔하게 나타날 수 있습니다.

다발골수종은 보통 고령이거나 지병이 있는 환자가 많기 때문에, 이런 부작용을 감당할 수 있는 환자가 상대적으로 적습니다. 이식을 받으려면 적합한 공여자가 필요한데, 형제나 자매 중 조직적합항원(HLA)이 일치하는 사람이 있다면 가장 이상적입니다. 만약 일치하는 형제가 없다면, 타인 중에서 조직적합항원이 맞는 사람이나, 가족 중 절반 정도만 맞는 공여자로부터 이식을 받는 경우도 있습니다. 다른 혈액암과 비교했을 때, 다발골수종은 동종조혈모세포이식 후에도 재발 위험이 여전히 높고, 자가조혈모세포이식보다 치료 관련 위험성도 훨씬 더 큽니다. 그럼에도 불구하고, 성공적으로 치료가 이루어지면 장기 생존도 가능하기 때문에, 치료의 이득과 위험을 신중히 따져 결정해야 합니다.

현재는 다발골수종 치료에서 항암화학요법과 자가조혈모세포이식이 표준 치료로 권장되고 있으며, 최근에는 CAR-T세포 치료나 이중항체 치료제 같은 새로운 면역치료가 도입되어 높은 치료 효과를 보이고 있습니다. 이런 이유로, 동종조혈모세포이식은 표준 치료로는 권장되지는 않지만, 고위험군의 젊은 환자에서 선택적으로 시행하거나 임상연구로 시행해 볼 수 있는 치료입니다.

61

동종조혈모세포이식은 어떻게 하고 어떤 부작용이 있나요?

동종조혈모세포이식을 위해서는 조직적합항원이 일치하는 공여자를 확보해야 하는데 형제 간에 일치할 확률이 가장 높습니다. 형제 중에 조직적합항원이 일치하는 공여자가 없을 경우 조직적합항원이 일치하는 비혈연 관계의 공여자를 찾아보게 되고 비혈연 공여자도 없을 경우 혈연관계 공여자로부터 반일치이식을 받거나 제대혈 이식을 받을 수 있습니다. 동종조혈모세포이식을 받기 위해서는 심장, 폐, 간, 신장 등의 주요 장기부전이나 감염병 등의 이식을 받지 못할 이상 소견이 없어야 하며 공여자도 에이즈, 간염, 매독 등의 중요 감염원을 보균하고 있지 않아야 합니다.

이식이 결정되면 항암제 투여와, 수혈 및 채혈을 용이하게 하기 위해 쇄골 아래쪽에 중심정맥관을 넣게 되고, 감염을 예방하기 위해 항생제와 항진균제 그리고 항바이러스제를 복용하게 됩니다. 이식 수일 전부터 항암제가 투여되는데, 항암제를 투여함으로써 잔존암을 제거하고 환자의 면역기능을 억제시켜 이식 후에 발생할 수 있는 거부반응을 예방할 수 있습니다. 항암제를 투여한 후에는 공여자의 조혈모세포를 중심정맥관을 통해 수혈을 하는 것과 같은 방법으로 주입(이식)합니다. 고강도 전처치 항암제를 투여하는 경우 골수기능이 회복되지 못해 정상적인 혈구생산이 불가능하게 되는데, 조혈작용을 회복시키기 위해 공여자의 조혈모세포를 주입하고, 조혈모세포가 골수강내에 잘 생착되면 조혈기능을 회복할 수 있습니다. 이식된 조혈모세포에서 분화된 백혈구는 환자의 암세포를 공격할 수 있어서 암 억제의 효과도 있는 것으로 알려져 있습니다. 조혈모세포를 이식한 후에는 이식편대숙주병을 예방하기 위해 면역억제제를 투여합니다. 이식 후 2주 정도가 지나면 백혈구 수와 혈소판 수가 회복되고, 합병증이 없을 경우 보통 이식 후 3~4주 정도가 지나면 퇴원이 가능합니다.

이식 후에 면역체계가 정상으로 회복되기까지는 1년 이상의 기간이 필요하며 장기간 면역억제제를 복용하기 때문에 감염에 취약해져 폐렴, 패혈증, 대상포진, 거대세포바이러스 감염 등의 다양한 감염합병증이 발생할 수 있습니다. 또한 이식된 면역세포가 환자의 장기를 공격하게 되는 이식편대숙주병이 발생할 수 있습니다. 급성 이식편대숙주병은 이식 직후에 발생하며 피부와 위장관, 간을 침범하면서 피부발진, 구역, 구토, 설사, 황달 등의 증상을 유발합니다. 만성 이식편대숙주병은 이식 후 3개월에서 1년 정도 사이에 주로 발생하며 구강점막, 눈, 폐, 근골격계, 생식기 등 다양한 장기에 발생하여 장기기능을 손상시킵니다. 이 밖에도 고강도의 항암치료와 면역억제치료로 인해 세포손상이 누적되어 이차 암이 발생할 수 있으며 생식세포가 파괴되어 불임이 되기도 합니다. 동종조혈모세포이식과 관련된 합병증으로 사망하거나 전신상태가 매우 불량해질 수 있으므로 동종조혈모세포이식을 결정하기 전에

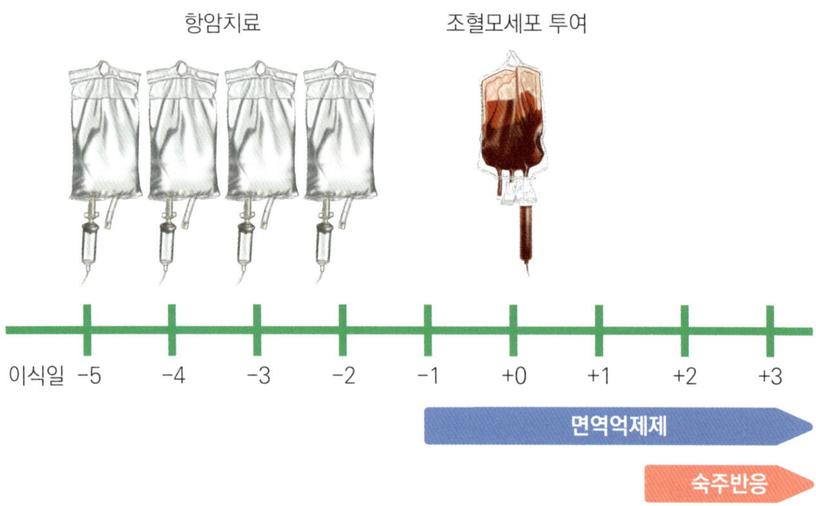

동종조혈모세포이식 과정

는 담당 의료진과의 충분한 상의가 필요하며 객관적인 환자상태 평가가 중요합니다.

62

새로 개발되고 있는 다발골수종 치료제에는 어떤 것들이 있나요?

현재 다발골수종 치료에 효과적인 다양한 새로운 항암제들이 개발되고 있습니다.

CD38 종양항원 표적 단클론항체인 다라투무맙과 이사툭시맙이 허가되어 있으며, 다라투무맙은 재발 불응 다발골수종에서 4차 치료로 단일 약제로, 혹은 이식이 가능한 새로 진단받은 환자에서 4제 병용요법(다라투무맙+보르테조밉+탈리도마이드+덱사메타손, DVTd 요법)으로 1차 치료제로 사용되고 있습니다.

이베르도마이드와 메직도마이드는 기존의 레날리도마이드, 포말리도마이드와 유사하게 다발골수종 세포 내에서 비정상적인 단백질을 분해하는 역할을 하는 세레브론을 표적으로 하는 치료제로 현재 진행 중인 임상시험에서 좋은 효과를 보여 차세대 면역조절제로 주목받고 있습니다.

베네토클락스는 BCL-2를 억제하여 세포 자멸을 유발하는 약물로 특정 유전자변이를 가진 다발골수종 환자에서 치료 효과가 기대되고 있습니다. 새로운 알킬화제제인 멜플루펜도 재발 또는 불응성 다발골수종 환자를 대상으로 한 임상시험에서 좋은 효과를 보여 관심을 모으고 있습니다.

최근 다발골수종의 중요한 치료약제로 떠오른 이중항체 치료제는 BCMA를 타깃으로 하는 테클리스타맙, 엘라나타맙, 린보셀타맙, 알눅타맙, 에텐타믹과 같은 약제가, GPRC5D를 타깃으로 하는 탈퀘타맙, 포림타믹, FcRH5를 타깃으로 하는 세보스타맙 등이 초기 임상에서 우수한 효과를 보여 향후 치료제로 기대가 되고 있습니다.

항체-약물 접합체인 벨란타맙 마포도틴은 BCMA 항원에 대한 항체에 다발골수종에 효과적인 약물을 접합시킨 약제로 보르테조밉-덱사메타손 또는 포말리도마이드-덱사메타손과의 병용요법이 허가를 받기 위한 절차를 진행 중입니다.

CAR-T 세포 치료제도 빠르게 발전하고 있으며, 국제적으로는 실타캅타진 오토류셀 또는 이데캅타진 비클류셀이 승인되어 사용 중이며, 국내에도 곧 도입될 예정입니다.

#63

방사선치료란 무엇이며, 언제 하나요? 어떤 부작용들이 발생할 수 있나요?

방사선치료는 높은 에너지의 방사선을 이용하여 암세포를 제거하는 치료법으로, 수술이나 약물치료와 함께 암을 치료하는 주요 방법 중 하나입니다. 방사선치료는 수술처럼 국소 부위의 암세포를 제거하는 데 효과적입니다.

다발골수종에서 방사선치료는 주로 다발골수종에 의한 뼈의 손상이 약물 치료에 듣지 않거나, 통증이 있거나 골절의 위험이 있는 경우 고려하게 됩니다. 특히, 척추 뼈의 손상으로 골절이 생기면 척수와 척수신경을 눌러 갑작스러운 감각 이상, 다리 운동의 장애, 배뇨 및 배변 장애가 발생할 수 있습니다. 이런 경우에는 응급으로 방사선치료나 수술이 시행되기도 합니다.

또한, 형질세포질환 중 하나인 고립성형질세포종은 약물치료 없이 방사선치료 단독으로 치료합니다.

방사선치료는 일반적으로 1일 1회, 주 5회 시행하며, 치료 기간은 수일에서 수 주 정도입니다.

한 번의 치료 시간은 약 10~30분 정도입니다. 치료 전에는 CT나 MRI 같은 정밀 영상검사를 통해 정확한 치료 부위를 확인하고 방사선의 양을 계산하는 과정을 거칩니다.

방사선치료의 부작용으로 치료 부위의 피부 변화, 피로, 구역, 설사, 백혈구 감소 등이 있으며, 대부분의 부작용은 치료가 끝난 후 점차 회복됩니다.

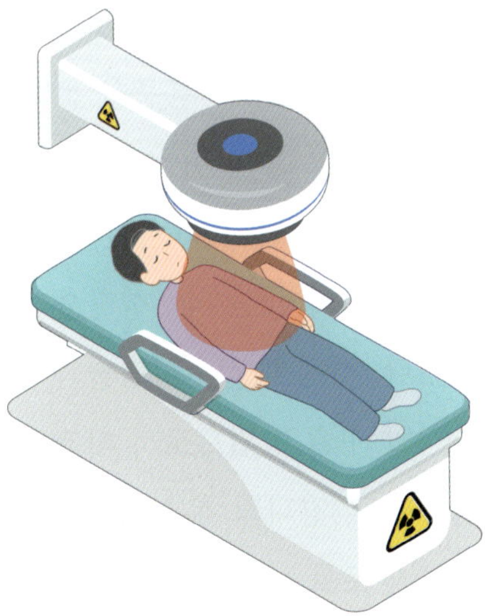

방사선치료

#64

경피적 척추성형술과 경피적 풍선 척추성형술은 어떤 경우 시행하게 되나요?

다발골수종 환자는 척추뼈가 약해져 작은 충격에도 척추 압박 골절이 쉽게 발생합니다.

이 경우 심한 등 통증을 동반하는데 진통제, 비스포스포네이트, 보조기 착용 등의 비침습적 치료를 하면서 통증의 경과를 관찰할 수 있습니다. 하지만, 심한 통증이 지속되는 경우 경피적 척추성형술과 경피적 풍선 척추성형술과 같은 척추 시술을 시행할 수도 있습니다. 경피적 척추성형술과 경피적 풍선 척추성형술은 최소 침습적인 수술 방법으로서 파괴된 척추의 재건에 사용되는 시술 방법입니다. 경피적 척추성형술은 척추가 더 이상 주저 앉지 않도록 뼈 시멘트를 넣어서 척추를 안정시키는 시술이고, 경피적 풍선 척추성형술은 주저앉은 척추에 먼저 풍선을 넣어서 척추뼈를 바로 세우고 빈 공간을 만들어 뼈시멘트를 넣는 시술로 두 시술 모두 비교적 빠르게 통증을 경감시키고, 척추뼈의 안정성을 향상시킬 수 있습니다. 현재까지 이 두 시술은 효과와 안전성 측면에서 비슷한 것으로 알려져 있습니다.

하지만, 이러한 척추 시술은 척추 손상에 의한 신경 눌림이 있는 환자에게는 사용할 수 없으므로, 시술 전 CT나 MRI 검사를 통한 확인과 숙련된 시술자와의 충분한 상담이 필요합니다.

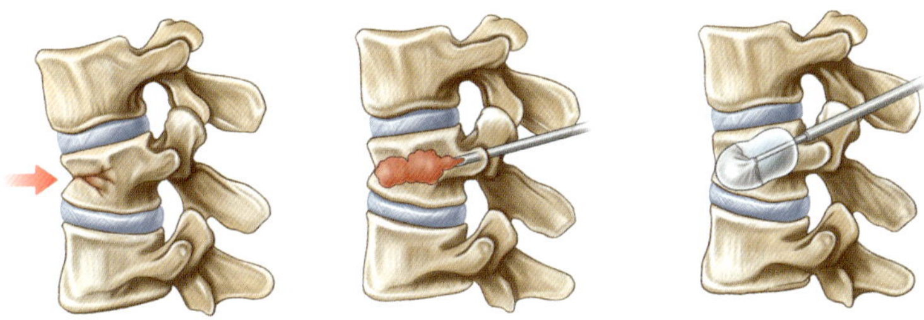

척추성형술

#65

혈액검사에서 면역글로불린 수치가 낮다고 합니다. 면역글로불린 수치가 낮으면 어떤 일이 생기고, 또 어떻게 해야 하나요?

면역글로불린은 흔히 '항체'라고 불리는 단백질로, 세균이나 바이러스가 몸에 들어왔을 때 이를 적으로 인식하고 싸워 우리 몸을 보호하는 역할을 합니다.

면역글로불린 수치가 낮아지면 외부의 공격에 맞서 싸울 항체가 부족해서 감염 위험이 높아집니다. 열이 자주 나거나 기침이 오래 가고, 상처가 잘 낫지 않는 등 감염이 반복되거나 더 심하게 진행될 수 있습니다.

다발골수종은 이미 질병 자체로 인해 정상 면역글로불린 수치가 낮은 경우가 많지만 치료 과정에서 항체를 만드는 정상 형질세포도 함께 파괴되면서, 면역글로불린 수치가 더 낮아질 수 있습니다. 특히 보르테조밉, 다라투무맙, 자가조혈모세포이식, CAR-T세포 치료나 이중항체 치료제 투약을 받은 환자에서는 면역글로불린 수치가 더 크게 감소하는 경우가 많습니다.

이럴 때는 감염 예방을 위해 부족한 항체를 면역글로불린 주사로 보충하기도 하며, 독감이나 폐렴 백신 접종도 도움이 됩니다. 또 손 씻기나 마스크 착용처럼 생활 속의 감염 예방 습관도 중요합니다. 감염이 자주 생기거나 회복이 느릴 경우에는, 혈액검사를 통해 면역글로불린 수치를 정기적으로 확인하면서, 필요시 치료 방향을 조정할 수 있습니다. 단순히 면역글로불린 수치가 낮다고 해서 반드시 큰 문제가 생기는 것은 아니지만, 감염을 예방하고 초기에 치료하는 것이 무엇보다 중요합니다.

66

어떤 음식이 좋을까요?
멸균식도 필요할까요?
술, 담배, 커피는 중단해야 하나요?

다발골수종 환자에게 특별히 더 좋은 음식이 있거나 피해야 할 음식이 있는 것은 아닙니다. 암 환자는 질병이 악화되거나, 항암치료 중 입맛 저하와 구역, 구토 등으로 음식 섭취가 부족해질 수 있습니다. 따라서, 어떤 음식을 피하거나 좋은 음식만을 찾아 먹는 것이 아니고, 평소와 다름없이 과일, 채소, 단백질, 탄수화물, 지방 등을 모두 포함하는 다양한 음식물로 적절한 영양 공급을 하는 것이 중요합니다.

특히, 암 환자에게 고기는 피해야 할 음식으로 인식하는 경우가 있지만, 이는 잘못된 상식으로 고기는 단백질과 지방질의 공급원으로 균형 잡힌 식단 및 영양 공급원으로서 피해야 할 이유가 전혀 없습니다. 고기의 종류 또한 무관하며 환자 본인이 즐겨 드시던 음식 그대로를 드시면 됩니다. 추가로 항암치료 중에 몸을 보호하기 위한 건강식품이나 보약을 먹어도 되는지에 대한 질문이 많습니다. 이들 중 상당 수는 성분이 불확실하거나 효과가 검증되지 않았기 때문에 일반적으로 권고되지는 않습니다. 자칫 부작용이 심해지거나 치료약의 효능이 감소할 수 있기 때문입니다.

항암치료 중 심각한 호중구감소증이 발생하는 경우 음식물을 통해서 세균 감염 등이 일어날 수 있기 때문에 이를 방지하고자 멸균식으로 식단을 준비하곤 합니다. 그러나, 현재까지의 연구 결과는 멸균식이 일반식보다 감염의 위험성을 줄여준다는 근거가 부족합니다. 오히려 멸균식만을 고집하는 경우 과일, 채소, 유제품 등을 피하게 되어 영양 결핍이 발생될 가능성이 있으므로 모든 다발골수종 환자에서 멸균식을 꼭 시행해야 하는 것은 아닙니다. 환자에 따라 조혈모세포이식 여부나 항암치료의 종류에 따라 멸균식의 필요성, 방법이나 시기가 달라질 수 있습니다. 결론적으로, 모든 환자에서 멸균식이 필요한 것은 아니며, 이 부분에 대해서는 담당 의사와 상의하신 후 결정하시면 되겠습니다.

현재까지 술, 담배, 커피의 섭취가 다발골수종의 발병을 증가시킨다는 보고는 없습니다. 그러나 음주 및 흡연은 항암 환자에서 여러 부작용이 증가하고 치료약제의 효과를 떨어뜨려 치료 실패와 암재발을 유발할 수 있고 이차암의 발생 및 다른 질병 위험성을 높일 수 있기 때문에 금주와 금연을 하시는 것이 좋습니다. 커피의 경우 암치료에 미치는 영향은 어떤 결론이 나지 않은 상황으로 커피를 마시는 것은 가능합니다. 그러나 카페인의 과다 섭취로 인한 수면장애나 탈수 등의 부작용이 있을 수 있기 때문에 하루 1~2잔 정도의 적당한 양으로 드시는 것을 권합니다.

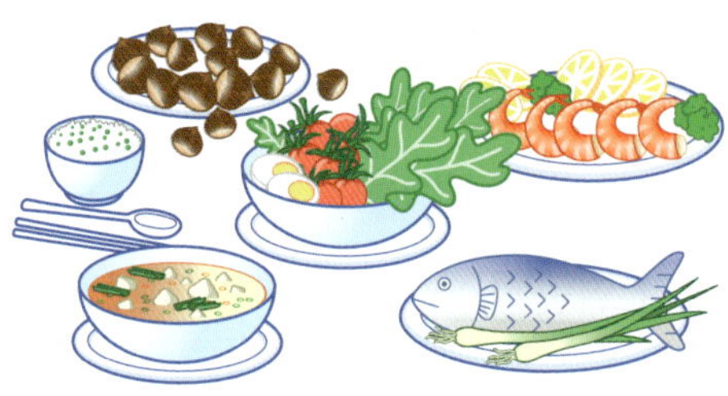

균형 잡힌 식사

67

비타민이나 건강보조식품, 민간요법은 시행해도 될까요?

일반적으로는 하루에 필요섭취량에 해당하는 용량의 비타민 섭취는 문제가 없습니다. 그러나 다발골수종을 치료할 때 사용하는 약제들은 다른 약제 또는 음식과 상호작용을 일으킬 수 있으므로, 특정 성분의 과다 복용은 피하는 것이 좋습니다. 예를 들면, 보르테조밉은 주로 채소나 녹차에 많이 들어 있는 플라보노이드나 과량의 비타민 C와 함께 투여하면 효과가 감소될 수 있습니다. 또한 혈전을 예방하기 위해 사용하는 와파린은 비타민 K가 풍부한 음식과 함께 복용하면 효과가 떨어질 수 있습니다.

다발골수종 환자들은 쉽게 골절이 될 수 있으므로 마사지나 지압 등의 시술은 조심스럽게 시행하거나, 상태에 따라서는 금지하여야 합니다.

일반 의약품은 약제들 사이의 상호작용에 대한 연구가 되어 있는 반면, 건강식품이나 생약 및 한약과의 상호작용에 대한 자료는 매우 부족합니다. 따라서 이들을 항암제와 함께 사용할 때는 예상하지 못한 심각한 부작용이 발생할 수도 있고, 이를 사전에 미리 예방하기도 어렵습니다.

각각 환자의 상태 및 사용하는 치료제에 따라 조심해야 하는 음식, 약제 및 보완대체의료의 종류가 다르기 때문에 이런 제품들을 구매하거나, 시행하기 전에 반드시 주치의와 상의하시는 것이 매우 중요합니다.

#68

다발골수종 진단을 받았는데 지금 당장 직장에서 휴직을 해야 할까요?

다발골수종은 보통 고령에서 진단되므로, 진단 및 치료 후 직업을 유지할 수 있을지는 중요한 문제가 되지 않는 편입니다. 하지만 비교적 젊은 환자의 경우에는 진단 당시 직업을 가지고 있는 경우도 많으며 이것이 생계와 직접적 연관이 있다면 이 질문은 큰 고민거리가 될 수 있겠습니다. 현대 사회의 다양한 직종과 개개인의 처해진 상황이 다르므로 정확한 답을 내리는 것은 어렵지만 몇 가지의 참고할 사항을 생각해 봅니다.

첫 번째로 무엇보다 중요한 것은 다발골수종 치료가 순조롭게 진행되는 것입니다. 이 부분에 조금이라도 위험이 될 만한 상황은 과감히 배제해야 하겠습니다. 세밀한 부분을 따지다 보면 복잡해지고 결정이 쉽지 않습니다. 기본적인 최우선 가치는 다발골수종 치료 후 관해 획득이며 안정화입니다.

두 번째로 진단 당시 골병변의 유무를 확인해야 합니다. 골 소실로 인해 골절 등의 위험이 있다면 무리하게 일을 계속하기 보다는 휴식을 취하는 것이 좋습니다. 특히, 척추 병변이 있다면 아무리 노동 강도가 약하고 움직임이 없다고 해도 골절 발생의 위험이 큽니다. 골병변을 가진 환자는 최대한 안정 및 요양을 해서 질병이 호전될 때까지 추가적인 골절이 발생하지 않도록 노력해야 합니다.

세 번째로 직업의 종류 및 환경을 고려해야 하겠습니다. 골 병변이 없고, 사무직으로서 주로 서류 및 컴퓨터 작업 위주라면 직업을 유지할 수도 있겠습니다. 다만 타인과 많은 접촉을 하는 것은 피해야 하며 특히 학령기의 어린이 및 청소년을 대하는 일은 바람직하지 않습니다. 비교적 안정적인 상황이라 하더라도 직장과 상의하여 일의 강도나 시간을 줄이는 것이 현명합니다.

네 번째로 항암 약물의 조합 및 치료 과정을 고려해야 하겠습니다. 최근의 3, 4제 항암요법은 2제 요법에 비해서 약물의 부작용이 많이 발생합니다. 피로감, 말초신경통증, 변비, 설사 등 소화기계 불편감 및 스테로이드 부작용 등이 전신 상태를 좋지 않게 만듭니다. 따라서 치료 중 이러한 부작용이 빈번하게 발생하고 악화된다면, 직업을 유지하는 것이 상황을 악화시킬 수 있습니다. 또한 자가조혈모세포이식 후 일정 기간에는 반드시 최대한 안정 및 요양, 부작용 관리에 집중해야 합니다.

보통의 경우 다발골수종을 진단받은 시점에는 의학적으로 불안정한 경우가 많습니다. 따라서, 진단 과정과 치료 개시 때까지는 휴직을 하는 것이 좋겠습니다. 이후 의료진에게 육체적 활동 능력을 평가받아야 합니다. 이때 중요 부위의 골병변이 없고, 사무직이면서 많은 사람들과 접촉하지 않는 일이라면 직업을 유지하는 것이 가능할 수 있겠습니다. 다만 이런 경우에도 일의 시간과 강도를 줄이는 것이 바람직합니다. 더불어 여러 가지 항암약물이 투여되고 이로 인한 부작용이 빈번하게 발생된다면 휴직을 하는 것을 고려해야 합니다. 특히 자가조혈모세포이식 후에는 반드시 안정이 될 때까지 일을 쉬어야 하겠습니다.

69

운동을 해도 될까요? 어떤 운동이 좋은가요?

다발골수종은 뼈병변으로 인한 통증, 빈혈 등으로 신체 활동에 제약이 따를 수 있는 질환입니다. 그 결과 자연스럽게 휴식시간이 늘고 유산소 활동은 줄어들게 되며, 이로 인해 근력저하와 일상생활 수행 능력의 저하가 뒤따르면서 전반적인 신체 기능과 삶의 질이 악화되는 악순환에 빠질 수 있습니다. 최근 연구에 따르면 적절한 신체활동은 다발골수종 환자의 삶의 질을 향상시키고, 신체 기능, 피로감, 수면장애나 심리적인 우울감을 개선시킬 수 있는 것으로 알려져 있습니다.

다만 다발골수종의 경과와 치료 방법, 근골격 상태, 검사 수치, 통증의 정도, 환자의 목표 기대치 등을 고려하여 운동의 종류 및 강도를 결정하여야 하며 경우에 따라서는 운동을 피해야 하는 경우도 있으므로 의료진과 상담을 통해 개별화된 운동 계획을 세우는 것이 필요합니다. 일반적으로 가벼운 걷기나 침상에서 눕고 일어나기와 같은 일상적 활동은 환자에게 도움이 됩니다.

그 외 상기 열거한 조건에 따라 집에서 혼자 할 수 있는 저항운동과 같은 근력향상 운동을 고려해 볼 수 있습니다. 감염이 발생할 가능성이 높은 경우에는 공용 체육관 또는 수영장은 피해야 하며, 뼈가 약해져 있어 골절의 위험성이 있으므로 넘어질 위험이 있는 운동은 피하고 무거운 중량을 들거나 뼈에 부담이 되는 고강도의 운동도 피하시는 것이 좋습니다.

운동 중 새로운 통증이 생기거나 기존 통증이 악화되면 즉시 중단하고 의료진과 상담하여야 하고, 무리하지 않고 충분히 휴식하면서 단계별로 운동량을 조금씩 늘리는 것이 도움이 될 수 있습니다.

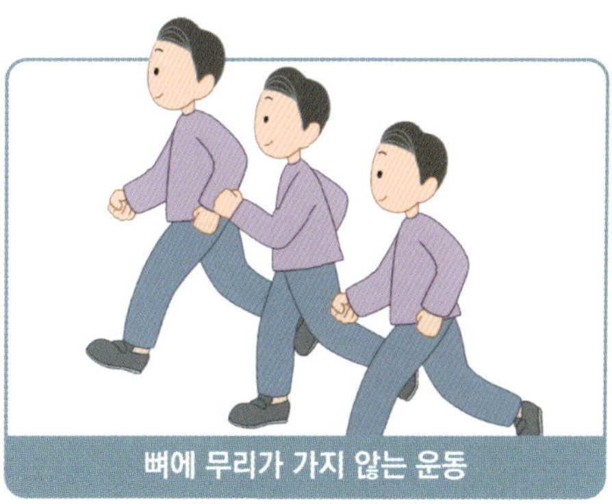

뼈에 무리가 가지 않는 운동

70

성생활을 해도 괜찮은가요? 피임이 필요한가요?

대부분의 다발골수종 환자들은 진단 및 치료 과정에서 성욕감퇴를 경험하게 됩니다. 이는 질병 자체 혹은 치료약제, 진통제 등 보조약제의 부작용, 동반되는 내분비, 심혈관, 신장기능 장애, 우울감 때문에 생기는 현상입니다. 따라서 성욕이 회복될 때까지는 상당한 시간이 걸립니다. 부부가 서로의 상황을 이해하고 상대방의 필요에 공감하며 함께 노력하는 것이 중요합니다. 다발골수종 환자에게 성관계가 부담스러울 수도 있으므로 친밀감을 표현할 수 있는 다른 방법들도 같이 고려해 보시기를 바랍니다.

다발골수종 환자는 면역력이 떨어져 있는 경우가 많기 때문에 감염에 취약합니다. 따라서 성생활 중 감염을 예방하기 위한 콘돔 사용이 권장되며, 성관계 전후 철저한 위생 관리가 필요합니다. 피임을 위해 자궁내 장치를 사용하는 것은 피하는 것이 좋겠습니다. 또한 뼈가 약해 골절 위험이 높으므로 신체에 부담이 되는 자세는 피해야 합니다. 항암치료 기간 중, 혈소판 수치가 50,000/μL 이하일 때에는 출혈이 생길 수 있으므로 주의해야 하겠습니다.

남성 환자에게는 위에서 말씀드린 성욕감소 외에는 항암치료로 인한 직접적인 성기능 장애는 없다고 합니다. 항암치료 중에는 약제의 일부분이 정액으로 배출되기 때문에, 일시적으로 정액의 색이 변할 수 있으며, 가임기 여성과 성관계를 한다면 마지막 약제 투여 이후 적어도 7일간은 콘돔을 사용한 성관계를 하도록 권장하고 있습니다.

여성 환자들은 생리주기, 생리량의 변화가 생길 수 있으며, 항암치료나 조혈모세포이식으로 인해 조기 폐경이 올 수도 있습니다. 증상으로는 안면홍조, 질 건조감, 질염 등이 생길 수 있고, 이런 것으로 인해 성생활 중 통증, 성욕 감퇴가 생길 수 있습니다.

남녀 모두 고용량 항암치료에 이은 자가조혈모세포이식을 제외하면, 대부분의 치료 과정에서 불임이 발생할 가능성은 매우 낮습니다. 하지만 다발골수종의 치료에서 비교적 흔하게 사용하는 면역조절제 계열의 경구 항암제인 탈리도마이드, 레날리도마이드, 포말리도마이드는 심각한 태아 기형을 유발시킬 수 있음이 잘 알려져 있습니다. 따라서 가임기 여성이 다발골수종의 치료를 위해 이러한 약제들을 복용해야 하면, 반드시 약제 복용 전 2번 이상의 임신 테스트를 통해 임신이 아닌 것을 확인한 이후 약제를 시작해야 합니다. 또, 이러한 면역조절제를 복용하는 중에는 남녀 모두 콘돔이나 호르몬제제 등의 2가지 이상의 효과적인 피임법을 통해 피임을 반드시 해야 합니다. 임신을 계획하는 경우에는 남녀 모두 이러한 약제 복용을 중단하고 최소 4주 이상이 지난 다음에 성생활을 해야 합니다.

#71

다발골수종을 진단받으면서 동시에 신장기능도 나빠졌다고 들었어요. 다발골수종 치료를 받으면 같이 좋아지나요?

신장기능이 나빠지는 것은 다발골수종의 흔한 합병증 중의 하나로 약 20~50%의 환자가 진단 당시에 신장기능 장애가 함께 확인됩니다. 주된 원인은 다발골수종세포가 분비하는 비정상단백인 M단백이 신장 독성을 나타내기 때문입니다. 혈액 내 칼슘 수치가 상승하는 경우도 신장 손상의 흔한 원인이며 신장 독성을 나타낼 수 있는 약물이나 감염 및 탈수 등도 신장기능을 악화시킬 수 있으므로 주의가 필요합니다.

신장기능이 나빠진 환자는 진단이 확정되는 즉시 신기능 회복을 위해 다발골수종 치료를 가능한 한 빨리 시작해야 합니다. 다발골수종 치료를 받게 되면 M단백이 감소하고 혈액 내 칼슘 수치도 함께 좋아지므로 치료에 잘 반응하는 경우 나빠졌던 신장기능도 같이 좋아질 수 있습니다. 치료를 통해 신장기능이 정상 수준으로 회복되는 확률은 약 25%로 신장기능이 회복된 환자는 그렇지 못한 환자들과 비교하여 생존율 향상 등 예후가 개선되는 것으로 알려져 있습니다.

72

예방접종은 반드시 필요한가요? 무엇을 맞아야 하나요?

암 환자의 예방접종은 감염 관련 이환율 및 사망률을 줄일 수 있습니다. 혈액암 환자는 일반적으로 고형암 환자보다 감염 위험이 높으며, 조혈모세포이식 수혜자는 이식 후 면역력을 상실할 수 있어 더 광범위한 예방접종이 필요합니다. 항암치료 중 백신 접종 시기는 개개인의 치료 계획과 면역 상태에 따라 달라지므로, 담당 의료진과 상의하여 구체적인 일정을 정하는 것이 필수입니다.

1. 주요 예방접종 지침

1) 생백신 금기

생백신은 살아 있는 병원체를 배양한 후 병원체의 독성을 약화시켜서 접종을 하는 방식으로 MMR (홍역, 유행성이하선염, 풍진), 수두, 결핵(BCG), 로타바이러스 백신 등이 있습니다. 항암치료 중이거나 면역억제 상태에서는 생백신 접종을 피해야 합니다.

2) 사백신 권장

병원체를 열, 화학물질 등으로 사멸시켜 만든 백신으로 인플루엔자, B형간염, A형간염, 디프테리아/파상풍/백일해(Tdap), 폐렴구균, 코로나19 백신 등이 있습니다. 불활성화 백신은 안전하게 투여 가능하며, 비록 면역원성이 감소하더라도 부분적 보호 효과를 기대할 수 있습니다. 항암치료 시작 전 최소 2~4주 전에 접종하는 것이 이상적이나 치료 중이라면 항암제 투여 사이클 사이(보통 백혈구 수치가 가장 낮은 시점을 피해서)에 접종하는 것이 권장됩니다. 예를 들어, 3주 주기 항암치료라면 다음 투여 7~10일 전이 적절할 수 있으나 항암치료마다 치료 간격이 다양하기 때문에 의료진과 상의 후 결정하는 것이 안전합니다.

3) 추가 고려사항

(1) 주변인의 백신 접종: 환자의 면역이 약화된 경우, 가족이나 주변인의 백신 접종(특히 독감, 코로나19 등)이 환자를 간접적으로 보호하는 데 도움이 됩니다. 단, 일부 생백신을 맞은

사람은 일정 기간 환자와 접촉을 피해야 할 수 있습니다.

(2) 조혈모세포이식, CAR-T 세포 치료 또는 리툭시맙과 같은 B 세포 고갈 치료를 받은 환자는 추가 예방접종 및 재접종은 면역 재구성 예상 시기와 맞추어야 하므로 의료진과 상의가 필요합니다.

(3) 여행 백신: 감염병 전문가와 상담할 것을 권장합니다.

2. 다발골수종 환자에게 권장되는 주요 예방접종

백신	권장연령	접종일정
인플루엔자	모든 연령	매년 접종
코로나19	모든 연령	국내 권장 지침에 따름 (질병관리청 예방접종도우미 홈페이지 참고)
폐렴구균 백신	19세 이상	PCV15 1회 접종 후 PPSV23을 8주 후 접종 또는 PCV20을 단독으로 1회 접종
재조합대상포진백신 (사백신)	19세 이상	2~6개월 간격으로 2회 접종
파상풍/디프테리아/ 백일해(Tdap) 백신	19세 이상	Tdap 1회 접종 후, Td (파상풍/이프테리아) 또는 Tdap 부스터를 10년마다 1회 접종

#73

항암제를 사용하면 구토가 심하나요?

현재 다발골수종의 대부분의 치료 약제들은 표적치료제로 구토 등의 부작용은 적습니다. 그러나 일부 표적치료제들과 세포독성항암제로 치료받는 경우 구토가 조금 더 흔하게 발생할 수 있습니다. 이는 환자들에게 상당한 불편함을 주며, 삶의 질을 저하시킬 수 있는 중요한 부작용 중 하나입니다. 항암제로 인한 구토는 약물이 몸에 미치는 여러 가지 영향으로 인해 발생합니다. 항암제는 위를 자극하거나 뇌의 구토 중추를 자극해서 메스꺼움을 느끼게 합니다. 항암제로 인한 흔한 부작용으로 메스꺼움과 구토가 발생할 수 있으나, 환자가 투여받는 항암제의 종류, 용량, 성별, 투여기간 및 환자의 질병 상태 등에 따라 증상의 정도가 다를 수 있습니다.

또한, 구토는 단순히 신체적인 자극뿐만 아니라 심리적인 요인과도 깊이 관련이 있습니다. 과거에 항암치료를 받을 때 심한 구토를 경험한 환자들은 다음 치료를 앞두고 불안감이 커지면서 구토를 느끼기도 합니다. 이를 예기성 구토라고 하는데, 주로 치료 경험이 많고 구토 관리가 잘되지 않았던 환자에게 흔합니다. 구토는 항암제를 맞고 몇 시간 안에 바로 생기는 경우도 있고, 하루나 이틀 뒤에 나타나는 경우도 있습니다. 어떤 환자는 항암제를 맞기 전부터 불안해서 구토가 생기기도 하고, 잘 조절되던 구토가 갑자기 다시 생기기도 합니다. 항암제를 반복해서 사용하면 만성적으로 구토가 지속되기도 합니다.

구토를 예방하거나 줄이기 위해 다양한 방법이 사용됩니다. 가장 중요한 것은 예방적 항구토제 사용입니다. 최근에는 항암치료와 연관된 구토를 예방하는 여러 약제들이 많이 개발되어 있고, 또한 병원에서 항암제를 투여할 때 구토방지를 위한 적절한 치료지침이 있기 때문에 예전에 비해 구토로 인해 항암치료가 힘든 경우는 매우 줄어든 상태입니다. 비약물적 방법도 중요한 역할을 합니다. 구토를 줄이기 위해 기름지거나 자극적인 음식은 피하고, 소화가 잘되는 음식을 섭취하는 것이 좋습니다. 또한, 심리적 안정을 위해 명상이나 심호흡 같은 이완 요법을 활용하는 것도 도움이 됩니다.

치료 전에 구토를 최소화하기 위한 교육과 상담을 통해 심리적 부담을 줄이는 것도 중요한 관리법입니다. 구토를 예방하는 약제를 투여받은 후에도 구토가 지속된다면 추가적으로 약제를 투여받거나 또는 약제관련성, 장 폐쇄, 장 마비, 전해질이상 등 구토를 유발할 다른 원인들이 있는지에 대한 검사가 필요할 수 있습니다. 구토가 잘 조절되지 않으면 탈수나 전해질 불균형이 생길 수 있어 위험할 수 있습니다. 따라서 항암치료를 받는 환자들은 구토 증상이 있을 때 의료진에게 바로 알리고, 적절한 대처 방법을 상담받아야 합니다. 적절한 예방과 관리로 구토를 줄여야 항암치료를 보다 효과적으로 지속할 수 있습니다. 항암제로 인한 구토는 삶의 질에 큰 영향을 줄 수 있으므로, 예방과 관리가 중요합니다.

#74

뼈가 많이 아파요. 진통제는 어떤 것을 사용하는 것이 좋을까요? 올바른 복용법은 어떻게 되나요? 진통제 중독을 걱정해야 하나요?

뼈 통증은 다발골수종 환자에게 흔한 증상입니다. 암세포가 뼈로 퍼지면 직접 통증을 유발하거나, 뼈가 약해져서 골절이 생길 수도 있습니다. 특히 척추, 골반, 다리뼈처럼 몸을 지탱하는 부위에서 골절이 잘 생기지만, 갈비뼈나 팔뼈도 작은 충격으로 골절될 수 있습니다.

일반적인 통증 완화에 사용하는 비스테로이드성 소염진통제(NSAIDs) 계열 진통제가 사용 가능하지만 다발골수종 환자의 신장기능에 영향을 줄 수 있어 주의가 필요합니다. 대신 아세트아미노펜은 비교적 안전하게 사용할 수 있습니다. 통증이 심하면 마약성 진통제를 대부분 사용하게 됩니다.

진통제는 규칙적으로 정해진 시간에 복용하는 것이 가장 효과적입니다. 복용 후에도 통증이 조절되지 않으면, 필요할 때 추가로 복용할 수 있습니다. 추가 복용한 용량을 고려해 다음 정기 복용 시 용량을 조절하는 것이 일반적입니다. 진통제 부작용으로 용량을 더 늘릴 수 없다면, 다른 종류의 진통제를 함께 사용할 수도 있습니다.

진통제로도 통증이 조절되지 않으면 다른 원인(새로운 골절, 신경 압박 등)이 있는지 확인해야 합니다. 이런 경우 CT나 MRI 검사가 필요하며, 추가로 수술이나 방사선치료를 시행할 수도 있습니다.

마약성 진통제에 대한 중독 걱정은 하지 않아도 됩니다. 통증을 잘 조절해야 일상생활과 치료를 잘 이어갈 수 있기 때문입니다. 항암치료가 효과적으로 이루어지면 통증이 줄어들고, 자연스럽게 진통제 복용량도 줄일 수 있습니다. 다만, 병이 말기로 진행될 경우에는 지속적인 진통제 사용이 필요할 수도 있습니다.

75

칼슘 수치가 너무 높다고 하네요. 높으면 좋은 거 아닌가요?

우리 몸의 전해질은 항상 일정한 범위 내에 있어야 하며, 혈중 칼슘의 정상치는 9~10.5 mg/dL 정도입니다. 칼슘 수치가 정상 이상으로 상승하게 되면 아무런 증상을 동반하지 않는 경우도 있지만, 입 마름, 식욕저하, 구토, 소변량 증가, 우울감과 같은 증상을 나타낼 수 있으며, 고칼슘혈증이 더욱 심해지면 의식이 저하되거나 혼수상태에 이르는 등 생명에 위협이 되는 응급상황까지도 갈 수 있습니다.

다발골수종에서 혈중 칼슘 수치가 증가하는 주된 이유는 다발골수종 세포에서 분비하는 사이토카인(예: 인터루킨)이 파골세포를 자극하여 뼈 흡수가 증가하기 때문입니다. 그리고 뼈 흡수에 의해 뼈에서 유리되어 상승한 칼슘이 세포 외 체액으로 넘쳐나게 되면서 혈중 칼슘 수치가 정상 이상으로 상승하게 됩니다. 또한, 다발골수종에서 흔히 신장기능의 저하가 동반되는데, 이 경우 신장을 통해 과량의 칼슘을 제거하는 능력이 떨어지면서 혈중 칼슘 수치가 상승하게 됩니다.

종합하면 혈중 칼슘 수치가 높다는 것은 곧 다발골수종 세포의 부담이 많다는 것, 이로 인해 뼈 흡수가 진행된 상태라는 것, 그리고 신장기능의 저하를 동반한 상태로 다발골수종에 대한 항암치

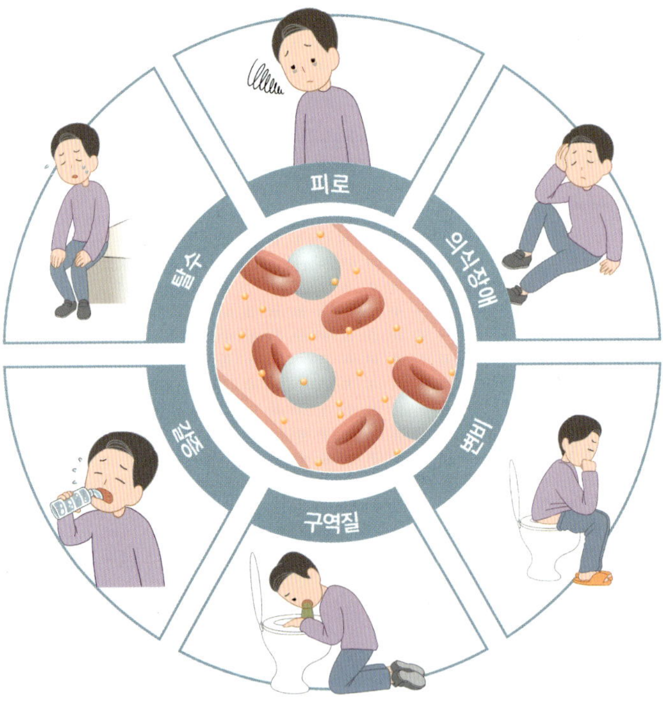

료가 필요한 활동성 상태임을 의미합니다. 따라서, 다발골수종 환자에서 칼슘 수치가 높은 것이 발견되면 우선 생리식염수를 충분히 공급하여 적절한 소변량을 유지하고, 비스포스포네이트 제제를 병용하여 뼈 흡수를 억제시키며 스테로이드 치료를 하고, 신속한 항암치료를 통해 질병 자체를 조절하는 것이 증가된 칼슘을 조절하는 가장 효과적인 방법입니다.

76

갑자기 소변이 잘 안 나오고, 다리에 힘이 없어졌어요. 병원에 가야 할까요?

다발골수종은 다발골수종세포(형질세포)의 증식, 단클론단백혈증으로 인해 뼈 병변, 빈혈, 신장기능 장애, 고칼슘혈증 등이 나타나는 질환입니다. 뼈 병변과 관련된 증상은 다발골수종 환자에서 나타나는 가장 흔한 증상으로 통증과 골절로 나타납니다. 주로 척추, 골반 등 하중을 지탱하는 중심축 뼈의 통증이나 압박골절이 흔하게 발생하는데 척추뼈의 압박골절은 척수의 압박을 유발할 수 있으며 이는 빠른 진단과 치료를 요하는 응급 상황입니다. 척추뼈가 통조림 캔이 찌그러지듯이 눌리는 압박골절이 발생하면 척추뼈의 보호를 받고 있던 척수가 눌릴 수 있으며, 이는 통증뿐만 아니라 심한 경우 하지 또는 사지의 마비 및 배뇨장애를 유발할 수 있습니다. 다발골수종 환자에서 척추뼈의 압박골절은 그다지 강하지 않은 외부 충격 또는 자연적으로도 발생할 수 있기 때문에, 만약 등-허리의 통증과 함께 마비가 발생하고 소변, 대변을 보는 게 어려워진다면(또는 대변과 소변을 조절하지 못하는 변실금, 요실금 증상이 발생한다면) 척수압박을 의심하고 빠른 진료를 보시기를 강력히 권유드립니다. 치료 전 신경증상의 정도가 향후 회복의 여부 및 예후를 결정하므로 빠른 진단과 치료가 무엇보다도 중요합니다. 다발골수종 환자가 질병으로 인한 척수압박을 진단받으면 즉각적인 스테로이드 투여를 통해 주변의 부종을 줄여 신경증상

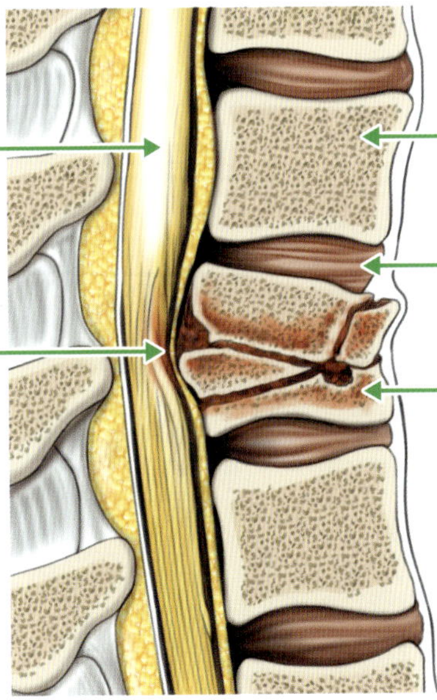

척추 압박골절에 따른 척수압박

의 진행을 막고 통증을 조절하는 가교치료(bridging therapy; 근본적 치료까지의 시간을 확보하고 질병의 악화를 막는)를 받게 됩니다. 척수 압박의 정도와 척추 불안정성, 예상되는 예후 및 환자의 여러 상황을 고려하여 방사선치료 또는 수술적 치료 여부를 결정하게 되며 장기적으로 근본적인 질환을 조절하기 위한 항암화학요법을 필요로 합니다.

#77

피부에 물집이 생기고 몹시 아파요. 어떻게 해야 할까요?

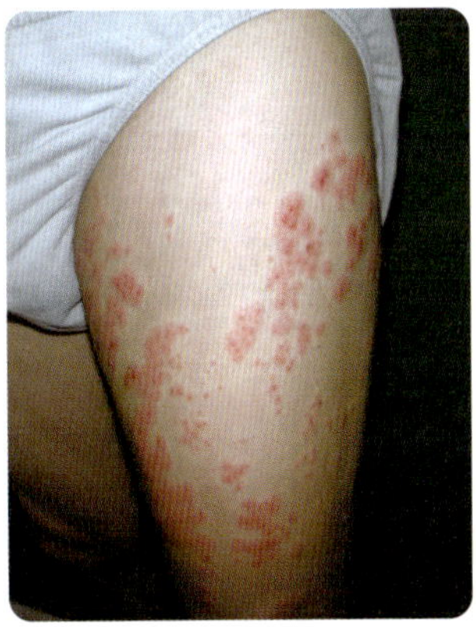

전형적인 대상포진 피부 병변

사진처럼 피부에 발진과 물집이 생기면서 통증이 동반되며 뒤이어 딱지가 생기는 경우 대상포진을 의심할 수 있습니다. 대상포진은 예전에 앓았던 수두 바이러스가 몸 속의 신경세포에 잠복해 있다가 재활성화되어 생기는 것으로 특징적으로 신경이 분포하는 신경절을 따라 띠 모양으로 물집이 나타납니다. 대상포진은 어렸을 때 수두를 앓았던 사람들이 나이가 들면서 생길 수도 있지만, 다발골수종 때문에 면역기능이 저하된 경우, 프로테아좀 억제제, 다라투무맙 또는 고용량의 스테로이드 치료를 받는 경우, 조혈모세포 이식 후 면역기능이 충분히 회복되기 전, 그 밖에도 치료의 전반에 걸쳐 대상포진이 발생할 수 있습니다. 대상포진은 통증이 없거나 경미한 경우부터, 찌르는 듯한 심한 통증을 호소하는 경우까지 다양하게 나타날 수 있습니다. 이는 대상포진 바이러스가 신경을 침범하여 신경을 따라 진행하기 때문으로 통증뿐 아니라 열감이나 화끈거림, 감각 이상을 동반하기도 합니다. 또, 감기처럼 온몸이 욱신거리고 열이 나는 전신 증상을 동반할 수도 있습니다. 피부 병변이 발생하기 전에 통증이 먼저 생겨서 진단이 어려운 경우도 있습니다.

대상포진으로 진단되면 대개 항바이러스제와 진통제를 사용하는데, 항바이러스제는 피부에 물집이 나타날 때 빨리 시작하면 바이러스 증식을 억제하는 데 유리하고 이차적으로 발생할 수 있는 대상포진 후 신경통증 발생 위험을 낮출 수 있습니다. 피부에 더 이상 물집이 생기지 않고 물집이 있던 자리에 딱지가 가라앉아 아물어 떨어지면 대상포진이 나은 것이지만, 일부의 환자들은 오랜 기간 동안 통증이 합병증으로 계속 남아 있기도 합니다. 대상포진의 통증 조절을 위해서는 일반적인 진통제 외에 항신경통증제에 속하는 가바펜틴, 프레가발린 또는 항우울제에 속하는 약제 등을 사용하기도 합니다. 대상포진이 생겼다면 세균 감염의 합병증을 피하기 위해 물집 부위에 일상생활에서 사용하는 로션이나 크림을 함부로 사용하지 않는 것이 좋으며, 충분한 휴식, 영양 섭취, 규칙적인 생활을 통해 스트레스와 피로에 의한 면역력의 저하를 피할 수 있도록 해야 합니다. 대상포진은 수두와 달리 전염력이 높지는 않으나, 가족, 직장 생활에서 면역이 약한 사람들과의 접촉할 때는 주의해야 합니다.

다발골수종의 치료로 인하여 대상포진의 위험이 높다고 생각되는 경우, 예방적으로 항바이러스제를 사용할 수 있습니다. 이전에 국내에서 사용하던 생백신은 면역이 저하된 환자들에게 사용이 적합하지 않았으나, 최근에는 사백신인 재조합대상포진백신이 개발되어 다발골수종을 포함한 혈액암 환자에서 안전성과 효과를 입증하였습니다. 치료 중 발생할 수 있는 대상포진을 예방하고 조기에 치료하기 위해서는 적절한 약제와 투약 시기 등을 주치의와 상담하도록 합니다.

#78

항암치료 중인데 열이 나요. 어떻게 해야 할까요?

항암치료 중 흔히 나타나는 증상 중 하나가 발열입니다. 특히 다발골수종 환자에게 열은 단순한 감기나 피로가 아니라, 심각한 감염의 신호일 수 있으므로 조기 인식과 신속한 대처가 매우 중요합니다.

다발골수종 환자는 질병 자체로 인해 면역력이 약해져 있으며, 항암치료, 고용량 스테로이드 사용, 조혈모세포이식 등으로 면역력이 더욱 떨어지게 됩니다. 이러한 이유로 세균 감염으로 인한 패혈증, 폐렴, 방광염, 장염, 피부 감염, 중심정맥관 감염은 물론, 대상포진, 거대세포바이러스, 코로나19 등에 의한 바이러스 감염, 드물게는 진균 감염으로 인한 폐렴 등도 발생할 수 있습니다.

감염이 생기면 보통 38도 이상의 열과 함께 오한, 식은땀이 나타납니다. 감염 부위에 따라 기침, 가래, 인후통, 호흡 곤란, 복통, 설사, 배뇨 시 통증, 구강 궤양, 항문 주위 통증, 피부 발적과 통증, 가려움증 등이 동반될 수 있습니다.

발열이 있을 때는 다음과 같이 행동하세요.

먼저 체온을 측정하고, 체온이 38도 이상이면 즉시 담당 의료진에게 연락하거나 병원을 방문해야 합니다. 해열제는 의료진의 지시 없이 복용하지 마십시오. 일시적으로 열이 가라앉아 정확한 진단이 늦어질 수 있습니다. 병원에서는 혈액검사, 영상검사, 세균배양검사 등을 통해 감염 여부와 부위를 확인하게 됩니다. 대부분의 감염은 항생제, 해열제, 수액 치료 등으로 외래 혹은 짧은 입원 치료로 호전됩니다.

그러나 경우에 따라 패혈증이나 패혈성 쇼크로 악화되어 중환자실 치료가 필요할 수도 있습니다.

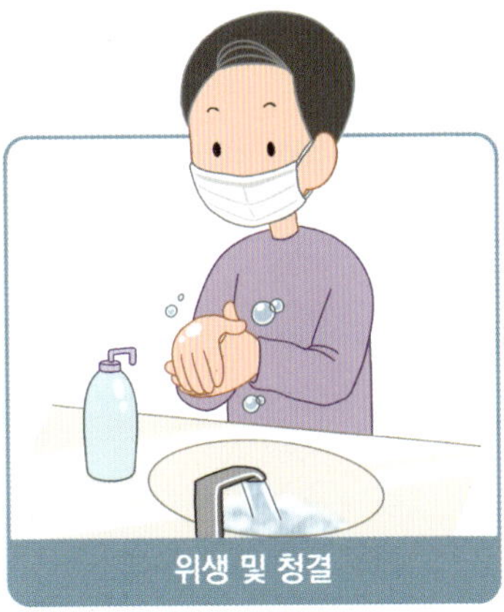
위생 및 청결

감염을 예방하기 위해서는 외출 후, 식사 전, 화장실 사용 후에는 반드시 손을 깨끗이 씻고, 개인 위생을 철저히 관리해야 합니다. 마스크 착용은 필수이며, 감염병에 걸린 사람과의 접촉은 피하고, 깨끗한 흐르는 물에 씻을 수 없는 익히지 않은 음식은 먹지 않도록 합니다. 또한 항암치료 전 또는 조혈모세포이식 후 필요한 예방접종을 맞는 것도 도움이 됩니다.

79

며칠 전부터 한쪽 다리가 붓기 시작하더니 아프고, 숨도 찹니다. 어떻게 해야 할까요?

갑자기 한쪽 다리가 붓고 아프다면 하지 심부정맥혈전증을 의심할 수 있습니다. 하지 심부정맥혈전증이란 다리 속 깊이 위치한 심부정맥혈관 내에서 핏덩이가 생겨서 혈관을 막는 증상을 말합니다. 이렇게 생긴 핏덩이를 혈전이라 부르는데 심부정맥혈전증이 생기면 다리의 부종과 함께 터질 듯한 다리의 통증을 동반합니다.

심부정맥혈전증이 진행하면 정맥을 막고 있던 혈전이 떨어져 나와 정맥혈의 흐름을 타고 심장을 지나 폐동맥을 통과하다가 좁아지는 폐동맥 혈관에 막히는 경우가 있는데, 이를 폐동맥혈전색전증이라 합니다. 이럴 경우 심장에서 폐로 가는 혈액의 흐름이 막혀 숨이 차고 큰 혈관이 막힐 정도로 혈전이 커지면 혈압이 떨어지고 의식을 잃거나 급사의 위험도 있습니다.

하지 심부정맥혈전증은 움직이지 않고 장기간 누워 지내는 환자들에게서 혈액의 흐름이 정체되며 발생하는 경우가 많지만, 혈액 자체가 응고 경향이 있는 경우에도 잘 생깁니다. 그러한 병 중에 한 가지가 다발골수종입니다. 다발골수종은 출혈성 경향과 응고성 경향을 함께 보이는 질환이며 다발골수종 치료에 사용되는 약제 중 혈전 발생의 위험을 높이는 약도 있어, 다발골수종 환자는 심부정맥혈전증 및 폐동맥혈전색전증이 잘 생길 수 있습니다. 심부정맥혈전증에서 양쪽 다리가 동시에 붓는 경우는 흔하지 않습니다. 이럴 경우에는 심장 또는 신장의 기능저하를 먼저 생각해야 합니다.

다발골수종에서 외상의 이력 없이 한쪽 다리가 붓고 통증이 있거나, 갑자기 숨이 찬 증상이 있으면 병원에 내원하여 심부정맥혈전 및 폐동맥혈전색전을 확인하여야 합니다. 혈전의 진단을 위해서는 혈액검사, 다리 심부정맥 초음파검사, 조영증강 흉부 CT, 심장 초음파검사 등이 필요합니다. 일단 혈전이 확인되면 항응고제를 사용하고, 심한 정도에 따라 혈전제거술과 예방용 하대정맥필터 삽입 등을 고려하기도 합니다.

다발골수종 치료 약제 중에서 면역조절제인 탈리도마이드, 레날리도마이드 및 포말리도마이드는 혈전발생의 위험이 상대적으로 높은 약이므로, 특히 고용량의 스테로이드와 함께 사용할 때에는 예방적으로 아스피린 또는 와파린이나 저분자량헤파린 주사등의 항응고제 사용이 권장되며 약제의 선택은 기저질환과 동반약물 등에 따라 결정됩니다.

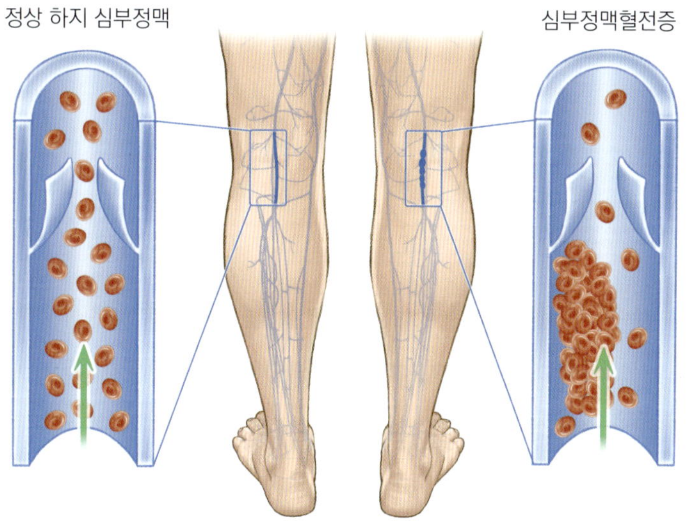

심부정맥혈전증

80

너무 기운이 없고 피곤해요. 어지럽고 움직이면 숨이 차네요. 어떻게 해야 할까요?

다발골수종 환자가 흔히 겪을 수 있는 증상 중 하나가 바로 심한 피로감, 어지러움, 숨가쁨입니다. 이는 여러 가지 원인에 의해서 발생할 수 있습니다.

먼저 가장 흔한 원인은 빈혈입니다. 다발골수종은 골수에서 정상적인 혈액세포가 만들어지는 것을 방해하여, 적혈구 수치가 낮아지는 빈혈이 발생할 수 있습니다. 빈혈은 약 70% 이상의 다발골수종 환자가 경험하며 그 증상은 다양하게 나타날 수 있습니다. 경미한 빈혈의 경우 증상이 없을 수도 있으나 심한 빈혈의 경우 위와 같이 숨이 찬 증상뿐만 아니라 두통이나 식욕감퇴, 우울과 같은 증상이 발생할 수 있습니다. 빈혈은 다발골수종이 호전되면서 같이 개선될 수 있으며 빈혈 증상이 심할 경우 적혈구생성촉진제나 일시적으로 적혈구 수혈을 통해 도움을 받을 수도 있습니다.

또한 치료의 부작용이나 전신 상태의 저하, 영양부족, 탈수 등도 원인이 될 수 있습니다. 상대적으로 드문 편이지만 심장기능 저하에 의해서도 위와 같은 증상이 발생할 수 있습니다. 다발골수종 환자에서 아밀로이드라는 이상 단백질이 만들어지는 경우가 있는데 이 아밀로이드가 심장을 직접 침범하면서 부정맥 혹은 심장기능 저하를 유발하여 기운 없음, 어지러움, 숨가쁨이 발생할 수 있습니다. 또 항암치료에 쓰이는 일부 약제의 심장 독성으로 인해 심장 기능이 저하되어 비슷한 증상이 나타날 수도 있습니다. 심장의 이상을 진단하기 위해서는 심근효소수치검사, 심전도검사, 심장초음파검사 등을 시행해 볼 수 있고 상태에 따라서 순환기내과 전문의의 진료가 도움이 될 수 있습니다.

이런 여러 원인들 외에도 신장기능 저하, 출혈이나 혈전의 발생, 혹은 감염 등에 의해 피로감, 어지러움, 숨가쁨과 같은 증상들이 발생할 수 있습니다. 따라서 몸이 보내는 신호를 무시하지 마시고 증상이 변하거나 악화된다면 반드시 의료진과 상의하시기 바랍니다.

#81

갑자기 조금만 부딪쳐도 멍이 들고, 잇몸에서 피가 멎지 않고, 피부에 빨간 점 같은 반점들이 생겼어요. 어떻게 해야 할까요?

이러한 증상은 주로 혈소판 수치가 감소했거나 혈소판 기능에 이상이 있을 때 나타납니다. 혈소판은 혈액 응고를 도와 출혈을 막는 중요한 세포로 수가 부족하거나 제대로 작동하지 않으면 쉽게 멍이 들고 잇몸이나 코에서 피가 나며 피부에 붉은 점 모양의 반점(점상출혈)이 생길 수 있습니다.

다발골수종 환자에서는 골수 내에 비정상 형질세포가 늘어나면서 혈소판 생성이 억제되거나 항암약물치료로 인해 골수 기능이 일시적으로 저하되어 혈소판이 감소할 수 있습니다. 또한 자가조혈모세포이식 이후에도 골수 회복이 지연되면서 혈소판 수가 충분히 회복되지 않는 경우가 있습니다.

혈소판의 정상 수치는 15~45만 개/µL이며, 5만 개/µL 이하로 감소할 경우 멍이나 잇몸 출혈 같은 증상이 나타날 수 있습니다. 특히 2만 개/μL 이하로 떨어지면 외상 없이도 뇌출혈과 같은 심각한 출혈이 발생할 수 있어 혈소판 수혈이 필요합니다.

또한 혈소판 수치가 정상이더라도 혈소판 기능 이상이나 혈액응고인자의 억제를 유발하는 아스피린, 항응고제, 비스테로이드성 소염진통제의 사용 등으로 인해 출혈 경향이 생길 수 있습니다. 이런 경우에는 약제를 중단하고 증상이 있다면 빠르게 병원을 방문해 진료를 받는 것이 중요합니다.

출혈 증상이 있을 때는 넘어지거나 머리를 부딪히지 않도록 주의해야 하며, 무거운 물건을 들거나 과도하게 힘을 주는 행동은 피해야 합니다. 특히 머리를 숙이거나 무리한 동작은 뇌출혈 위험을 높일 수 있으므로 주의가 필요합니다.

82

손끝, 발끝이 너무 저려요. 왜 이렇지요? 좋은 방법 없을까요?

손끝과 발끝의 저림은 말초신경병증에 의한 증상으로 다발골수종 환자에게서 흔하게 나타납니다. 말초신경병증은 드물게 다발골수종 자체로 인해 발생할 수 있으며, 이는 M단백이 신경을 손상시키기 때문입니다. 일부 환자에서는 비정상 단백질이 신경에 축적되어 아밀로이드증이 생기고 이로 인해 저림이나 감각 저하가 나타나기도 합니다. 그러나 대부분의 경우 말초신경병증은 다발골수종 치료제의 부작용으로 발생합니다. 이러한 신경병증을 유발할 수 있는 약제로는 탈리도마이드, 레날리도마이드, 포말리도마이드, 익사조밉, 보르테조밉 등이 있으며 이들 약제는 감각신경에 영향을 주어 손발 저림, 무감각, 통증 등의 증상을 유발할 수 있습니다. 드물게는 운동신경이나 자율신경에까지 영향을 미쳐 근력 저하, 어지럼증, 혈압 변화 등 다양한 신경학적 증상을 동반하기도 합니다.

말초신경병증은 삶의 질을 크게 떨어뜨릴 뿐 아니라 항암제의 감량이나 조기 중단으로 이어져 치료 효과를 저해할 수 있으므로 다발골수종 치료 과정에서 적극적인 관리가 매우 중요합니다. 또한 현재까지 말초신경병증을 확실히 예방하거나 치료할 수 있는 방법은 없기 때문에, 위험인자를 파악하고 조기에 진단하는 것이 중요합니다.

치료를 시작하기 전에는 말초신경병증의 기존 증상이 있는지 확인하고, 당뇨병, 비타민 B12 결핍, 갑상선 기능저하증 등 관련 위험인자를 점검해야 합니다. 흡연 역시 증상을 악화시킬 수 있어 금연이 꼭 필요합니다.

치료 중 말초신경병증 증상이 나타나면, 증상의 정도에 따라 항암제의 용량을 조절하거나 투여 간격을 늘리거나, 경우에 따라 약제를 중단하게 됩니다. 증상 완화를 위해 항경련제나 항우울제 등의 약물을 사용할 수 있으며 필요시 진통제나 물리치료도 도움이 될 수 있습니다.

말초신경병증으로 인해 낙상이나 일상생활에서의 부상 위험이 높아질 수 있으므로 환자 스스로 안전에 각별히 주의하는 것이 필요합니다. 또한 족욕기나 전기장판 사용 시 저온 화상의 위험이 있으므로 주의해야 합니다.

83

면역력이 저하된다고 해서 걱정입니다. 요양병원에 입원하는 것이 좋을까요?

다발골수종을 비롯한 혈액암은 여러 가지 요인으로 면역력이 저하됩니다. 이는 면역을 담당하는 정상 혈액세포의 감소, 비정상적인 암세포의 증식, 항암화학요법이나 방사선치료로 인한 면역 억제, 영양 섭취 부족, 위생 관리의 어려움, 그리고 동반 질환 등의 복합적인 영향을 받기 때문입니다. 이처럼 면역기능이 저하된 상태에서는 질환 자체뿐만 아니라 치료 과정 중 감염 등 다양한 합병증의 위험이 증가합니다.

다음은 요양병원[1] 입원 전 고려해야 할 사항입니다.

---

1 요양병원이란 의료법에 의해 의사 또는 한의사가 요양 환자 30인 이상을 수용할 수 있는 시설을 갖추고 장기입원이 필요한 환자를 대상으로 의료행위를 하기 위해서 설치한 병상으로 정의합니다.

1. 질병 및 치료 단계에 따른 대응

환자의 백혈구 수치, 질병의 현재 진행 상태, 항암치료 여부와 사용 약제, 치료 시작 시점 및 지속 기간 등을 종합적으로 검토해야 합니다. 이러한 정보를 바탕으로 요양병원 입원이 실제로 환자의 치료 및 회복에 도움이 될지를 주치의와 충분히 논의하는 것이 중요합니다. 예를 들어 정기적인 혈액검사가 필요한 경우 해당 요양병원에서 관련 검사가 가능한지, 그리고 결과에 따른 즉각적인 대응이 가능한지 사전에 확인해야 합니다.

또한 항암치료나 조혈모세포이식 중에는 백혈구 수치와 면역 기능이 현저히 저하되어 감염 위험이 높아집니다. 이 시기에는 감염 예방 및 관리 체계가 잘 갖춰진 의료기관에서 치료받는 것이 권장됩니다. 치료가 종료된 이후에는 감염관리뿐만 아니라 일상생활 수행 능력, 영양 상태, 운동 및 재활 가능성 등 전반적인 기능 회복 상태를 고려하여 요양병원 입원 여부를 결정해야 합니다.

2. 환경적 요인

요양병원은 여러 환자가 공동으로 생활하는 공간이므로 감염병 전파의 위험이 존재합니다. 따라서 병원의 감염 예방 체계, 환자의 가정 내 돌봄 여건, 입원에 따른 경제적 부담, 외부 지원 여부 등을 종합적으로 고려해 결정해야 합니다.

일반적으로 면역기능이 저하되었을 때 요양병원 입원이 회복을 위하여 권장되지는 않습니다. 특히 면역기능 향상을 명목으로 시행되는 일부 비급여 치료(예: 면역주사 등)는 과학적 근거가 부족하므로 신중한 접근이 필요합니다. 그러나 질환의 진행으로 인해 거동이 어렵거나 독립적인 생활이 힘든 환자의 경우에는 영양 관리, 운동, 재활 등의 지지 치료를 통해 회복에 도움이 될 수 있습니다.

따라서 요양병원 입원 여부는 환자의 건강 상태, 질병 단계, 생활 환경 등을 충분히 고려한 후 결정해야 하며 담당 의료진과 상담하고 입원 대상 병원의 시설 및 제공 서비스에 대해 확인한 뒤 신중하게 판단할 필요가 있습니다.

#84

항암치료 중 항생제 예방요법은 반드시 필요한가요? 어떤 약을 먹어야 하나요?

감염은 다발골수종 환자의 주요 사망 원인 중 하나로 질환 자체와 치료 과정에서의 면역기능 저하로 인해 발생할 수 있습니다. 감염이 발생했을 때 적극적인 치료가 중요하지만 무엇보다 적절한 예방적 항생제 사용과 예방접종을 통해 감염을 사전에 예방하는 것이 매우 중요합니다.

감염 위험이 가장 높은 시기는 진단 후 초기 3개월과 질환 재발로 인해 치료가 새롭게 시작되는 시기입니다. 이 시기에는 바이러스와 세균 감염이 흔히 발생합니다. 세균 감염은 폐렴, 장염, 요로감염이나 심할 경우 패혈증의 형태로 나타날 수 있습니다. 바이러스 감염은 계절성 독감이나 대상포진이 흔하게 보고됩니다. 따라서 고위험 시기에는 예방적 항생제 및 항바이러스제를 사용하는 것이 권장됩니다. 또한 곰팡이 감염 병력이 있거나 장기간 호중구감소 또는 스테로이드 치료가 필요한 경우에는 항진균제의 예방적 사용도 고려해야 합니다.

특정 항암제와 감염 위험 간의 연관성도 보고되고 있습니다. 예를 들어 보르테조밉이나 항-CD38 단클론항체인 다라투무맙은 대상포진의 위험을 높일 수 있어 이 약제를 사용하는 경우 항바이러스제의 예방적 복용이 권장됩니다. 또한 고용량의 스테로이드를 사용하는 환자의 경우 폐포자충 감염 예방을 위한 항진균제 사용이 필요할 수 있습니다.

최근 국내에도 도입된 이중항체 치료제 및 도입 예정인 CAR-T 세포 치료를 받는 경우에도 감염 관리가 매우 중요합니다. 이들 치료는 거대세포바이러스(CMV), 엡스타인-바 바이러스(EBV), B형 간염 바이러스의 재활성화를 유발할 수 있어 적절한 항바이러스제의 예방요법과 정기적인 감시가 필요합니다.

예방접종 또한 감염 예방의 중요한 수단입니다. 다발골수종 환자는 계절성 독감 및 폐렴구균, 대상포진, 코로나19 등 감염에 대한 예방접종을 하는 것이 권장되고 있습니다. 예방접종은 치료 종료 후 3~6개월이 지난 시점 및 질환이 잘 조절되고 있는 시점에 하는 것이 권고되고 있습니다. 하지만 지속적인 치료가 필요한 경우 및 이중항체 치료제 사용 또는 CAR-T 세포치료와 같은 경우에는 예방접종의 효과가 명확하게 알려져 있지는 않지만 소규모 연구들에서 38~75% 정도의 항체 생성률을 보고하고 있어 담당 주치의와 상의하여 시행할 것을 권고하고 있습니다. 자가조혈모세포이식술 후에는 기존의 항체 면역기능을 소실하게 되므로 이식 후 6~12개월에 전체적인 예방접종을 하도록 권고하고 있습니다.

#85

갑자기 턱 뼈 주변이 퉁퉁 붓고 아파요. 어떻게 해야 할까요?

다발골수종은 형질세포종을 형성하여 직접 뼈를 침범하거나 NF-kB 리간드의 수용체 활성 인자가 골수에서 과발현되어 파골세포 활성화를 통해 뼈를 용해시키는 것으로 잘 알려져 있습니다. 이로 인한 뼈통증은 다발골수종 환자의 약 70%에서 발생하는 주된 증상 중 하나이며 치료하지 않을 경우 많은 환자에서 골절까지 유발될 수 있습니다. 이를 방지하기 위해 금기가 아닌 한 모든 다발골수종 환자는 다발골수종에 대한 치료와 더불어 골용해에 대한 치료 및 골절 예방을 위해 비스포스포네이트 혹은 데노수맙과 같은 약물을 투여받게 됩니다.

이런 약물은 파골세포의 기능을 저하시켜 골파괴 현상을 억제하지만 이로 인해 뼈의 칼슘 회전율을 떨어뜨리게 되어 발치 혹은 임플란트 같은 치아나 턱뼈에 직접 상처가 날 수 있는 시술을 하는 경우에는 염증이 심하게 발생하거나 뼈 괴사가 유발될 수 있습니다. 따라서 다발골수종 치료를 시작하기 전에 치과검진을 통해 치료가 필요한 치과 질환이 있는지를 확인하고, 발치 등 침습적인 치료치료가 필요하다면 비스포트포네이트나 데노수맙과 같은 약물을 사용하기 전에 미리 치료를 하고 약물을 시작하는 것이 바람직합니다. 또 이러한 약물 치료를 받고 있는 도중에 치과 치료를 받아야 하는 상황이 발생한다면 이러한 약물을 투약받고 있다는 사실을 알려야 합니다.

골다공증 주사로 인한 턱뼈 괴사 외에도 다발골수종은 혈액 내 항체들이 제 기능을 다하지 못하여 감염이 동반되는 경우가 흔합니다. 다발골수종의 항암치료 또한 정상 면역기능을 더욱 억제하기 때문에 감염에 더욱 취약합니다. 구강은 원래 세균이 많고 앞서 말씀드린 골괴사, 치주염, 충치 등이 발생하였을 때 골감염으로 진행하기 쉬우므로 각별한 주의가 필요합니다. 감염이 발생하면 많은 경우 항암

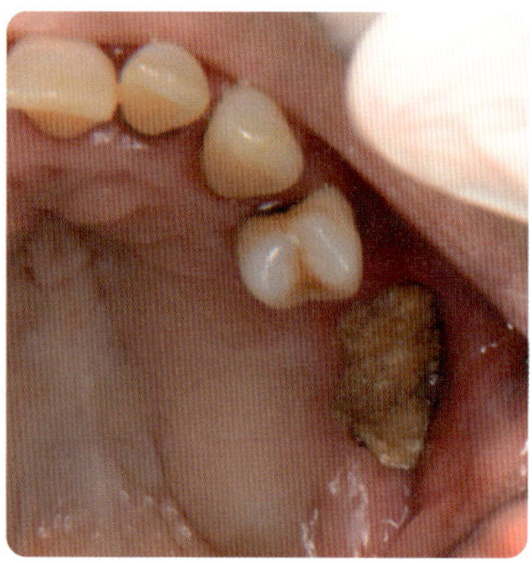

다발골수종 환자의 턱뼈괴사

치료를 중단하고 항생제, 필요시 수술 등의 치료를 즉각 시행하여야 합니다.

종합하면 턱 뼈 주변이 퉁퉁 붓고 아픈 증상이 발생하였을 경우에는 즉시 담당 의료진과 상의하고 감염내과 및 치과 진료를 연계하시는 것이 좋습니다.

86

다발골수종 치료 중에 감기약이나 다른 약을 먹어도 되나요?

다발골수종을 비롯한 혈액암 치료 과정에서는 다양한 감염 합병증이 발생할 수 있습니다. 흔히 감기로 알려진 상기도 감염부터 보다 더 위중할 수 있는 인플루엔자 바이러스, 코로나19 감염증, 세균성 폐렴까지 그 증상이 초기에는 유사하여 감별이 어렵습니다. 다발골수종의 약물치료 과정에서 나타날 수 있는 호중구감소증은 인후통이나 몸이 찌뿌둥하다고 느끼는 근육통 정도의 증상만 나타나는 경우도 있어서 환자나 보호자가 단순 감기라고 착각할 수 있습니다. 대표적인 해열제로 약국에서 쉽게 구입할 수 있는 타이레놀(성분: 아세트아미노펜)은 비교적 부작용도 적고, 다른 약물과 상호작용도 크게 문제가 되지는 않지만 발열이 있는 환자가 복용할 경우에는 열을 떨어뜨려서 중증 감염이 적절한 시간 안에 발견 또는 진단되는 것을 방해할 수 있습니다. 따라서 감기 기운이 있다고 임의로 감기약을 복용하지 말고, 치료를 담당하는 의료진의 진료를 받는 것이 제일 좋습니다. 담당 의료진과 연락이 잘 안되거나 외래진료가 어려울 때는 차선책으로 응급실을 방문하거나, 혈액검사 및 방사선검사가 가능한 병의원을 방문하여 검사를 받고 치료를 받는 것이 안전합니다.

미국에서 보고된 연구에 따르면 암 환자들은 항암치료가 투여되기 전 3일 이내에 평균 9개 정도의 약제를 복용하는 것으로 조사된 바 있습니다. 다발골수종이 진단되기 전부터 복용하던 약제들이 있는 경우도 있고, 혈액암으로 진단되면서 새롭게 구입하거나 선물 받은 약제들을 같이 복용하는 경우가 있습니다. 그러나 다발골수종을 치료하는 약제와 기존에 복용하던 약제 사이에 약물 상호 작용에 의해서 치료의 효과를 떨어뜨리거나, 치료의 부작용을 악화시킬 수 있기 때문에 주의가 필요합니다. 본인이 평소 복용하고 있던 약제가 있거나, 새롭게 복용하고 싶은 약제가 있는 경우는 치료를 담당하는 의료진과 꼭 상의하고 복용이 가능할지 확인하시기를 추천합니다.

#87

다발골수종 치료 시 탈모가 발생하나요?

암 환자들이 치료 과정에서 가장 염려하는 부분 중 하나가 탈모입니다. 다행히 다발골수종 치료에 사용되는 다음과 같은 항암약물은 탈모를 유발하지 않습니다.

- 항체 요법: 다라투무맙 등
- 프로테아좀 억제제: 보르테조밉, 카필조밉, 익사조밉 등
- 면역조절제: 탈리도마이드, 레날리도마이드, 포말리도마이드 등
- 기타: 셀리넥서
- 이중항체: 테클리스타맙, 탈퀘타맙 등

항암제로 인한 탈모는 주로 '세포독성항암제'라 불리는 약물들에서 나타납니다. 이 약물들은 빠르게 분열하는 세포를 표적으로 하는데, 모근 세포도 빠르게 분열하는 세포이기 때문에 함께 손상받아 탈모가 발생합니다. 다발골수종 치료에 주로 사용되는 약물들은 이러한 세포독성항암제가 아니어서 일반적으로 탈모를 유발하지 않습니다. 다발골수종 치료에서도 멜팔란이나 사이클로포스파마이드와 같은 세포독성항암제가 벨케이드나 포말리도마이드와 함께 사용될 수 있습니다. 하지만 다발골수종에서 사용되는 용량은 일반적으로 다른 암종에서 사용되는 용량보다 적어 탈모가 거의 발생하지 않거나 머리카락이 약간 얇아지는 정도입니다.

다만 공고요법으로서 자가조혈모세포이식 전 고용량 멜팔란을 투여받는 경우 탈모가 발생하게 됩니다. 일반적으로 투여 후 2~3주 후에 탈모가 시작될 수 있습니다. 그러나 치료 후 약 2개월이 지나면 머리카락이 다시 자라기 시작합니다. 흔하게 사용하지는 않지만 DCEP 요법과 같이 시스플라틴, 에토포사이드, 사이클로포스파마이드 등의 세포독성항암제를 고용량으로 투여하는 경우 탈모가 발생할 수 있습니다. 이 경우에도 치료 종료 후 1~2개월이 지나면 머리카락이 다시 자라기 시작합니다.

결론적으로 다발골수종 치료 과정에서 자가조혈모세포이식을 받는 경우를 제외하면, 대부분의 환자분들은 항암 약물로 인한 탈모를 경험하지 않습니다. 혹시 탈모가 발생하더라도 일시적인 현상이므로 크게 염려하실 필요는 없습니다.

88

우울한 기분이 많이 듭니다.
도움을 받을 수 있는 방법이 있을까요?

다발골수종 환자들이 우울감이나 불안을 느끼는 것은 전혀 특별한 일이 아닙니다. 많은 환자가 처음 진단받고 힘든 치료를 하는 중에 질환으로 인한 통증 혹은 가족이나 사회적 문제, 경제적 비용 등의 여러 가지 요인들로 무력감이나 우울감을 경험하게 됩니다. 이러한 우울감은 통증에 대한 역치를 낮춰 쉽게 통증을 느끼게 하고, 만성적인 피로와 불면증과 같은 이차적인 문제를 유발하여 삶의 질을 떨어뜨리며, 치료에 대한 의지를 꺾게 하여 실제 치료의 순응도와 효과를 감소시킵니다.

우선 다발골수종 환자들이 진단과 치료를 받는 과정 중에 이러한 일시적이고 심하지 않은 불안이나 우울감을 느끼는 것은 흔하게 나타날 수 있고 정상적인 반응이라는 것을 인정하는 것이 중요합니다. 만약 우울감이나 불안을 느낀다면 억지로 참기보다는 가족, 친구, 의료진과 이러한 감정을 솔직하게 공유하는 것을 권고합니다. 우울감과 불안이 심해지고 지속된다면 좀 더 전문적인 상담과 투약 등의 중재가 필요할 수 있습니다. 우울이나 불안, 수면 장애 등의 증상으로 정신건강의학과를 방문하는 것을 주저할 이유는 없습니다. 이러한 증상들에 대한 적극적인 대처와 투약은 오히려 통증을 줄여 진통제의 사용을 줄여줄 수도 있고, 다발골수종 치료에 있어서도 더 적극적으로 대응할 수 있게 도와줍니다. 담당 의료진에게 이러한 증상을 이야기하고 정신건강의학과 진료를 받거나 혹은 가까운 병의원을 방문하여 전문적인 상담과 진료를 받아도 좋습니다.

만약 투약이 필요하다면 해당 약제가 다발골수종 치료와 서로 영향을 미치지 않는지 사전에 담당의료진과 상의를 해보시는 것이 좋습니다. 정서적 안정을 위해 심리상담이나 운동 혹은 재활프로그램 참여 등도 도움이 될 수 있습니다.

#89

치료 중에 수혈은 어떤 경우에 받게 되나요? 몸에 해롭지 않나요?

다발골수종의 치료 과정에서 혈구세포의 부족을 해결하기 위해 수혈을 시행하게 됩니다. 수혈은 해롭지는 않으나 적절한 시행이 필요합니다.

우리 몸의 혈액은 크게 혈장과 혈구로 구분되며 혈구세포는 크게 백혈구, 적혈구, 혈소판으로 구성됩니다. 다발골수종 환자의 경우 골수 내 비정상적인 형질세포의 증식으로 인해 정상 조혈세포의 성장이 억제되어 이러한 혈구가 부족해질 수 있습니다. 또한 항암제 및 약물, 신장기능 저하 등도 이러한 혈구 세포의 부족에 영향을 미칠 수 있습니다.

빈혈은 신체 내 산소 운반을 담당하는 적혈구가 부족한 상태를 말합니다. 빈혈은 다발골수종 환자의 약 70%에서 동반되는 대표적인 질환 관련 증상으로 피로감, 무기력증, 호흡곤란의 원인이 됩니다. 적혈구 수혈은 이러한 증상을 완화시키는 직접적이고 즉각적인 치료법입니다.

지혈 과정에서 중요한 역할을 하는 혈소판이 감소하면 출혈이나 쉽게 멍이 드는 증상이 나타날 수 있습니다. 혈소판 감소증은 다발골수종과 관련된 경우도 있지만 보르테조밉, 카르필조밉, 레날리도마이드, 탈리도마이드, 멜팔란 같은 항암제에 의해 유발될 수도 있으며 심한 경우 혈소판 수혈을 할 수 있습니다.

면역을 담당하는 백혈구, 특히 호중구의 감소는 잦은 감염과 발열로 이어질 수 있습니다. 백혈구 수혈은 일반적으로 잘 시행되지 않으나 중증의 호중구감소가 지속되며 치명적인 감염이 발생한 경우에 치료의 방법으로 시도해 볼 수도 있습니다.

수혈은 일반적으로 몸에 해롭지는 않으나 과민 반응이나 알러지 반응으로 발열이나 피부 발진이 발생할 수 있습니다. 대부분의 경우 해열제나 스테로이드, 항히스타민제를 통해 조절이 가능하며 혈액암 환자와 같이 잦은 수혈이 필요한 경우 전처치를 통해 예방할 수 있습니다. 적절한 수혈을 통한 컨디션의 개선은 생활의 질을 높여주고 치료 일정의 지연을 예방함으로써 다발골수종 치료 경과에 긍정적인 영향을 줄 수 있어 수혈이 필요하다면 망설일 필요는 없습니다.

90

다발골수종 치료 중인데 혈당이 갑자기 조절이 안 됩니다. 왜 이런 걸까요?

다발골수종 자체가 당뇨병을 직접적으로 유발하는 것은 아니지만 다발골수종 치료에 사용되는 덱사메타손이나 프레드니손과 같은 스테로이드 계열 약물이 환자의 혈당을 높이는 데 주로 관여합니다. 이러한 약물은 인슐린저항성 증가, 포도당 신생성과 글리코겐 분해 증가, 인슐린 생성 및 분비 감소를 통해 혈당을 상승시킵니다. 스테로이드는 항암화학요법 동안 단기간 고용량으로 자주 사용되며 화학요법으로 인한 메스꺼움과 구토를 예방하기 위해 저용량으로도 사용되기도 합니다. 스테로이드 외에도 다발골수종 치료제인 탈리도마이드도 인슐린저항성을 증가시켜 혈당을 올릴 수 있습니다. 따라서 다발골수종 치료를 시작하기 전에 모든 환자는 당뇨병에 대한 선별 검사를 받고 치료 중에는 정기적인 혈당 모니터링이 필요합니다. 비만, 고령, 당뇨병 가족력, 임신성 당뇨병 개인력과 같은 스테로이드 유발 당뇨병의 위험요인이 있는 환자에게는 더 엄격한 선별검사 및 관리가 필요합니다.

이미 당뇨병을 진단받고 경구혈당강하제를 복용 중인 환자는 기존 약제로 혈당 조절이 잘되는 경우에는 그대로 약제를 유지할 수 있습니다. 하지만 다발골수종 치료를 받는 동안 혈당이 조절되지 않거나 변동이 심할 경우에는 추가 인슐린 치료가 필요한 경우도 있습니다. 이미 인슐린을 투약 중인 환자의 경우에도 혈당조절을 위해 기저 용량과 식전 용량을 평소 용량보다 증량해야 할 수도 있으므로 정기적인 혈당 모니터링과 내분비내과 전문의와의 상담이 필요합니다.

한편, 다발골수종 치료 중에 식욕 부진, 메스꺼움이나 구토로 식사를 거르게 되면 저혈당 발생의 위험도 높아질 수 있습니다. 이런 경우에는 항구토제를 사용하여 증상을 조절하고 소량씩 자주 식사를 하며 증상을 악화시킬 수 있는 단 음식, 짠 음식, 매운 음식을 되도록 피하는 것이 좋습니다.

당뇨가 있는 다발골수종 환자는 이러한 혈당 변화와 잠재적 위험성을 인지하고 적극적으로 관리하는 것이 중요합니다. 적절한 혈당 수치를 유지하면 감염 위험이 줄어들고 당뇨병 미세혈관 합병증의 위험과 중증도를 감소시킬 수 있습니다. 다발골수종 치료 중에 혈당이 조절이 되지 않을 때는 의료진과 상의하여 적극적 치료와 관리를 받으시기 바랍니다.

#91

중증환자 등록이 뭔가요? 그리고 급여/비급여의 의미와 이유를 설명해 주세요

현행 의료보험에서 중증환자란 중증질환 즉, 암, 뇌혈관질환, 심장질환, 중증화상 및 중증 외상을 진단받은 환자를 말합니다. 중증환자로 등록하게 되면 각 질환에 따른 적용 조건에 따라 본인 일부 부담금에 대해 산정특례의 혜택을 받을 수 있습니다. 산정특례제도는 중증질환 진료에 대한 본인 부담률을 경감하여 적용하는 것으로, 중증환자와 그 가족의 병원비 부담을 덜어주기 위한 제도이며, 해당 중증 질병에 대한 진료에만 적용받을 수 있습니다.

암으로 진단되어 중증환자 등록을 한 경우 혜택 기간은 총 5년이며, 의료비 본인 부담률은 입원치료비 및 통원치료비의 급여 항목에 대해 요양급여 비용 총액의 5%만을 부담하게 됩니다. 등록 후 5년이 지나면 특례 기간이 종료되지만, 종료 시점에 잔존암 또는 전이암이 있거나 재발이 확인되는 경우, 그리고 해당 질환에 대한 수술, 방사선치료, 항암치료 등 치료가 계속되고 있을 때는 추가 연장을 하게 됩니다.

일반적으로 건강보험 혜택이 적용되는 진료항목은 급여라고 하며 급여 항목은 일부 본인부담과 전액 본인부담으로 나뉘어집니다. 이 중, 일부 본인부담의 경우 요양급여비용 총액 중 일부 본인부담금을 제외한 나머지 비용을 국민건강보험공단에서 지급하여 주게 됩니다. 그리고, 전액 본인부담의 경우는 진찰료, 조제료 등은 급여로 청구되나 별도로 정해진 약제 품목의 약값에 대해 환자분이 100% 부담하는 것을 말합니다. 반면, 건강보험 혜택이 적용되지 않는 진료항목은 비급여라고 하는데, 비급여의 경우에는 환자가 진료비 전액을 모두 부담하게 됩니다.

병원비 모두가 급여로 지원이 된다면 환자와 가족 입장에서는 병원비 부담이 적어지지만, 매년 지급 가능한 국가의 건강보험 재정에는 한계가 있습니다. 전액 본인부담 및 비급여의 존재는 지급 가능한 국가 건강보험 재정의 한계 및 새로 개발된 항암제가 국내 도입 후 보험 급여가 되기까지 시간적 간격 차이에 주로 기인합니다. 따라서, 의학적으로 꼭 필요한 치료라 하더라도 모든 종류의 치료를 다 일부 본인부담, 급여 항목으로 적용할 수는 없게 됩니다.

#92

연명치료 중단, 사전연명의료의향서, 연명의료계획서란 무엇인가요?

호스피스 완화의료 및 임종단계에 있는 환자의 연명의료결정에 관한 법률(연명의료결정법)이 제정되어 2018년 2월부터 시행되고 있습니다. 임종과정에 있는 환자들에서 의학적으로도 무의미하고, 환자도 원치 않는 연명의료를 시행하지 않을 수 있도록 하는 법적인 절차로, 환자에게 최선의 이익을 보장하고 자기결정권을 존중하여 인간으로서의 존엄과 가치를 보호하는 것을 목적으로 하고 있습니다.

연명의료란 임종과정에 있는 환자에게 하는 심폐소생술, 혈액투석, 항암제 투여, 인공호흡기 사용 및 대통령령으로 정하는 체외생명유지술, 수혈, 혈압상승제 투여 등의 의학적 시술을 통해 치료효과 없이 임종과정의 기간만을 연장하는 의학적 치료를 의미합니다. 이러한 연명의료중단 결정이란 임종과정에 있는 환자에 대한 연명의료를 시행하지 아니하거나 중단하기로 하는 결정을 의미하는데, 임종 과정이란 회생의 가능성이 없고, 치료에도 불구하고 회복되지 아니하며, 급속도로 증상이 악화되어 사망에 임박한 상태를 말합니다. 임종과정의 판단은 담당의사와 해당 분야의 전문의 1명의 동의로 결정됩니다.

연명의료결정법의 요건을 만족하는 사람은 사전연명의료의향서와 연명의료계획서로 본인의 결정을 서류로 남길 수 있습니다. 사전연명의료의향서는 19세 이상의 성인으로 비록 현재는 건강이상이 없더라도 누구나 작성이 가능하며, 본인이 직접 보건복지부 지정 사전연명의료의향서 등록기관을 방문하여 충분한 설명을 듣고 작성하게 됩니다. 그리고 향후 임종과정이 되었을 때 연명의료 및 호스피스에 관한 의향을 다시 서류로 작성하게 됩니다. 연명의료계획서는 의료기관윤리위원회가 설치되어 있는 의료기관에서 말기 또는 임종과정의 환자가 담당의사에게 설명을 듣고 연명의료의 유보 또는 중단에 관한 의사를 결정하면, 담당의사가 서류를 작성하게 됩니다. 등록기관을 통해 작성되어 연명의료정보처리시스템의 데이터베이스에 보관되어 법적효력을 가지고 있는 사전연명의료의향서와 연명의료계획서는 조회 및 열람이 가능하며, 이미 작성한 경우라도 본인이 언제든지 결정을 변경하거나 철회할 수 있습니다.

보건복지부 산하 국립연명의료관리기관은 연명의료결정제도 전반을 관리하며, 사전연명의료의향서 등록기관이나 의료기관윤리위원회가 설치된 의료기관의 조회, 서류 작성할 때의 유의사항 및 등록된 자료 조회 및 열람이 가능하며, 인터넷 홈페이지(www.lst.go.kr)나 전화(1855-0075)를 통해 더 자세한 정보를 확인하실 수 있습니다.

#93

임상시험이란 무엇입니까? 임상시험을 추천받았는데 어떻게 하죠?

임상시험이란 새로운 치료법이나 약물이 실제 환자에게 효과가 있는지, 안전한지 확인하는 과정입니다. 다발골수종에서는 신약, 새로운 항체치료, CAR-T 치료, 이중항체 치료제, 약물 병합요법 등 기존보다 더 나은 치료를 찾기 위해 많은 연구가 진행되고 있습니다. 다발골수종은 완치가 어려운 혈액암입니다. 처음에는 치료가 잘되는 경우가 많지만, 시간이 지나면 다시 진행하거나 재발하는 경우가 흔합니다. 그래서 현재 치료 외에, 더 좋은 방법이 없을까? 다음 치료 단계는 무엇일까? 고민하게 되는 순간이 찾아옵니다.

다발골수종 환자에게 임상시험을 추천하는 이유는 크게 네 가지입니다.

1. 기존 치료의 한계가 생길 때 새로운 기회를 줄 수 있습니다. 다발골수종은 처음 치료에는 반응이 좋지만, 반복해서 재발하거나 약이 듣지 않는 '불응성' 상태가 되는 경우가 많습니다. 이럴 때 선택할 수 있는 치료법이 점점 줄어들게 되는데, 바로 이때 임상시험이 새로운 치료 기회가 될 수 있습니다.

2. 최신 치료법을 먼저 받을 수 있습니다. 임상시험에서는 아직 시판되지 않은 최신 면역치료제, 이중항체 치료제, CAR-T 치료 등을 사용할 수 있습니다. 특히 기존 약제보다 더 나은 효과가 기대되는 경우 환자에게 실질적인 이득이 될 수 있습니다.

3. 임상시험에 참여하면 치료 중 더 세심한 관리와 모니터링이 이루어집니다. 약이 몸에 잘 맞는지, 부작용은 없는지 매우 신중하게 관찰하면서 치료가 이루어지기 때문에 오히려 더 안전하게 관리 받을 수 있는 환경이 될 수 있습니다.

4. 경제적 부담을 줄일 수 있습니다. 다발골수종의 치료는 고가의 약이 많고 치료 과정이 길기 때문에, 임상시험은 비용 부담을 줄이면서 치료받을 수 있는 현실적인 기회가 될 수 있

습니다.

임상시험은 단순한 '약 실험'이 아닙니다. 기존 치료로는 어려운 상황에서, 환자에게 새로운 희망이 될 수 있는 치료의 문입니다. 물론 모든 임상시험이 효과를 보장하는 건 아니기 때문에 충분한 설명을 듣고 이해한 뒤, 신중하게 결정하시는 것이 중요합니다.

#94

대한혈액학회 산하 다발골수종연구회란 어떤 곳인가요?

대한혈액학회에 소속된 다발골수종연구회는 다발골수종의 진단 및 치료 관련 동향 등에 관한 최신지견을 공유하고 나아가 최신 치료법에 대한 연구를 시행하는 국내 유일의 다발골수종 관련 전문가 집단으로서 2005년 결성되었습니다. 2025년 현재 총 237명의 정회원이 활동 중이며 한국의 다발골수종에 관한 연구를 수행하여 관련 다수의 논문을 출간하였습니다. 현재도 다양한 국내외 다기관 임상연구를 진행하고 있으며 아시아골수종네트워크를 통해서 아시아 8개 나라와의 공동 연구를 진행 중입니다. 아울러 (사)한국혈액암협회 등과의 협력을 통해 환자분들께 다발골수종에 관한 정보와 교육을 제공해 드리기 위해 노력하고 있습니다.

#95

M단백이 있다고 들었는데 다발골수종은 아니라고 합니다. M단백이 나올 수 있는 다른 질환에는 어떤 것이 있고, 예후는 어떤가요?

M단백은 혈액 속에 존재하는 단일 종류의 비정상 면역 단백질을 말합니다. 이는 보통 우리 몸의 면역세포 중 하나인 형질세포가 비정상적으로 증식할 때 만들어내는데, M단백이 나오는 대표적인 질환은 다발골수종입니다.

하지만 M단백이 나온다고 해서 반드시 다발골수종인 것은 아닙니다. 다발골수종이 아닌 질환에서도 나올 수 있으며, 어떤 경우는 M단백을 가지고 있지만 별다른 증상 없이 평생 특별한 치료 없이 지내기도 합니다. M단백이 나올 수 있는 다른 주요 질환은 아래와 같습니다.

1. 의미불명단클론감마병증

다발골수종 외에 M단백이 나오는 가장 흔한 원인 중 하나로 M단백은 나오지만 다발골수종과 연관된 증상은 없는 상태입니다. 예후는 매우 양호하며, 특별한 치료를 요하지는 않습니다. 매년 약 1% 정도에서 다발골수종으로 진행하는 것으로 알려져 있습니다.

2. 무증상다발골수종

M단백이 나오고 골수검사에서 다발골수종으로 진단할 수 있지만 다발골수종과 연관된 고칼슘혈증, 신기능 저하, 빈혈, 뼈용해병변의 존재와 같은 증상이 없는 상태를 말합니다. 이러한 무증상다발골수종 상태에서도 당장은 치료가 필요하지는 않지만, 정기적으로 추적관찰 하면서 상기 기술한 증상이 발생하게 되면 비로소 치료를 시작하게 됩니다.

3. 림프종 또는 림프증식성 질환 (예: 발덴스트롬마크로글로불린혈증, 성숙B세포 림프종)

일부 림프종에서 M단백이 나올 수 있으며, 치료와 예후는 각 림프종의 종류에 따라 다릅니다. M단백이 나오더라도 림프종의 진행이 느리고 증상이 없는 경우 저등급 림포종에서는 특별한 치료 없이 경과 관찰만 하기도 합니다. 하지만, 고등급 림프종이거나 혹은 저등급 림프종이더라도 증상을 동반한 경우에는 항암치료를 시행합니다.

4. 경쇄형 아밀로이드증

M단백을 구성하는 유리경쇄가 비정상적으로 생성되어 아밀로이드라는 단백을 형성하고 전신 조직에 침착되어 장기 부전을 유발하는 질환입니다. 전신에 침착될 수 있지만, 주로 신장, 심장, 간 등에 영향을 주며, 증상과 예후는 주로 침범된 장기의 손상에 따라 매우 다양합니다. 치료는 비정상적인 유리경쇄를 생성하는 형질세포를 파괴하기 위한 다발골수종과 유사한 항암치료 및 자가조혈모세포이식과 손상된 장기에 대한 보존적치료가 주를 이룹니다.

5. POEMS 증후군

상대적으로 드문 질환으로 M단백에 의한 다발신경병변과 장기비대 등의 여러 가지 증상을 동반하는 질환으로 다발골수종과 유사한 치료를 시행하며, 침범정도 및 치료 반응에 따라 예후가 다양합니다.

96

의미불명단클론감마병증, 무증상다발골수종은 다발골수종과 어떻게 다른가요? 치료는 해야 하나요?

의미불명단클론감마병증, 무증상다발골수종, 다발골수종은 형질세포 질환의 연속적인 스펙트럼에 속하며, 악성 형질세포의 수, M단백의 양, 다발골수종 관련 징후(빈혈, 뼈병변, 고칼슘혈증, 신장기능 장애)의 유무에 따라 구분됩니다.

의미불명단클론감마병증은 형질세포 악성 종양의 가장 초기 단계, 흔히 다발골수종의 전구 단계로 간주됩니다. 이 단계에서는 악성 형질세포의 수와 M단백의 양이 다발골수종을 진단하는 기준보다 낮고 다발골수종 관련 임상증상도 나타나지 않습니다. 의미불명단클론감마병증은 나이가 들수록 유병률이 증가하며, 국내에서도 75세 이상 인구의 약 3%에서 관찰됩니다.

무증상다발골수종은 악성 형질세포의 수 또는 M단백의 양이 다발골수종의 진단 기준을 만족하지만, 다발골수종과 관련된 임상증상이 없는 상태입니다. 반면, 악성 형질세포의 수가 기준을 초과하고 동시에 임상적 징후가 동반되는 경우에는 다발골수종으로 진단됩니다.

의미불명단클론감마병증은 진단 후 매년 약 1%의 환자가 다발골수종으로 진행합니다. 그러나 고위험 의미불명단클론감마병증 환자의 경우 20년 내 진행 위험이 50~60%에 이르기도 합니다. 무증상다발골수종의 경우는 진행 위험이 더 높아, 진단 후 첫 5년간은 매년 10%, 이후 5년간은 매년 약 3%의 비율로 다발골수종으로 진행합니다.

의미불명단클론감마병증은 치료를 하지 않고 정기적인 검사를 통해 다발골수종으로의 진행여부를 모니터링합니다. 무증상다발골수종 역시 현재까지는 치료하지 않는 것이 표준 지침입니다. 다만, 최근 무증상다발골수종 중에서도 진행 위험이 높은 고위험군을 선별하여 조기 치료를 시도하려는 연구가 활발히 진행 중이며, 향후에는 고위험 무증상다발골수종 환자를 대상으로 조기 치료를 고려하는 방향으로 임상 지침이 변화할 수도 있습니다. 다발골수종은 본격적인 악성 혈액질환으로, 적극적인 치료를 시행해야 합니다.

골수 내 형질세포 비율	혈중/소변 M단백	증상 및 장기 손상	예후/치료
의미불명 단클론감마병증			
<10%	<3 g/dL	없음	연간 **약 1%의** **다발골수종 진행 위험**, 정기적 관찰 필요 (6~12개월 간격 혈액검사, 필요시 골수/영상검사)
무증상 다발골수종			
≥10%~ <60%	≥3 g/dL 또는 유리경쇄 비정상	없음	**5년 내 약 50%가** **다발골수종으로 진행**, 고위험군은 조기 치료 고려 가능
다발골수종			
≥10%	혈액/소변 M단백 존재	**CRAB 기준 또는 MM 진단 기준 중 하나 이상 충족:** • 빈혈·고칼슘혈증, 신기능 이상, 골병변 또는 다음 중 하나 이상: - 골수형질세포≥60% - 유리경쇄비율≥100 - MRI에서 병변≥2개	**즉시 치료 필요**, 항암화학요법, 자가조혈모세포이식, 유지요법 등 적용

#97

형질세포백혈병으로 진단받았습니다. 어떤 병이고 어떤 치료를 받습니까?

다발골수종은 비정상적인 형질세포의 증식에 의해 발생하는데, 이때 형질세포는 골수 안에 존재하며 말초혈액에서는 거의 관찰되지 않습니다. 그러나 형질세포백혈병은 형질세포가 골수 안뿐 아니라 말초혈액에서도 비정상적으로 많이 발견되는 상태를 말하며, 질병 진행 속도가 빠르고 매우 공격적인 질환으로 알려져 있습니다.

과거에는 말초혈액의 유핵세포 중 형질세포 비율이 20% 이상이면서 형질세포 숫자가 2,000개/μL 이상일 때 형질세포백혈병으로 진단하였습니다. 그러나 2021년 국제다발골수종연구그룹(IMWG)은 새로운 연구결과를 바탕으로 말초혈액에서 형질세포가 5% 이상 검출되는 경우 형질세포백혈병으로 진단할 수 있도록 기준을 변경하였습니다. 이러한 진단기준의 변화는 보다 많은 환자를 조기에 발견하고 이들에게 적절한 치료를 제공하기 위한 목적으로 이루어졌습니다. 형질세포백혈병은 이전에 다발골수종의 병력 없이 처음부터 형질세포백혈병으로 나타나는 원발성 형질세포백혈병과 이전에 진단받았던 다발골수종이 악화되면서 발생한 이차성 형질세포백혈병으로 분류할 수 있습니다.

형질세포백혈병의 주요 증상은 반복되는 감염, 피로, 뼈의 통증, 신장기능 손상 등으로 다발골수종과 유사하지만 일반적으로 증상이 다발골수종보다 더 심하고, 또 다발골수종에서는 잘 관찰되지 않는 출혈 및 간/비장 비대와 같은 증상도 자주 나타납니다.

형질세포백혈병의 치료는 다발골수종과 유사합니다. 하지만 질병의 진행 속도가 빠르기 때문에 적극적이고, 또 연령 및 전신상태에 기반한 개별화된 치료접근을 하게 됩니다. 젊고 전신 상태가 양호한 원발성 형질세포백혈병 환자의 경우 기존의 세포독성 항암제 및 최근 다발골수종에서 널리 사용되는 보르테조밉 및 레날리도마이드와 같은 약제등을 병합한 강력한 항암화학요법 이후 자가조혈모세포이식을 시행할 수 있습니다. 고령 또는 전신 상태 저하로 조혈모세포이식을 받기 어려운 원발성 형질세포백혈병에서는 최근 다발골수종에서 널리 사용되는 약제를 중심으로 병합 항암화학요법을 시행합니다.

이차성 형질세포백혈병 환자의 경우는 이미 이전에 다양한 항암치료를 받은 상태로 주요 약제들에 내성이 있을 수 있기 때문에 전신 상태가 병합 항암화학치료를 견딜 수 있는 경우에는 이전에 사용하지 않았던 약제를 중심으로 병합 항암화학요법을 시행합니다.

형질세포백혈병은 질병의 진행이 빠르고 항암화학치료에 내성을 갖는 경우가 많아 현재까지는 예후가 비교적 좋지 않은 편입니다. 그러나 일부 환자에서는 강력한 병합 항암화학요법 이후 조혈모세포이식을 통해 장기간의 관해 상태를 유지할 수 있는 것으로 알려져 있습니다. 최근에는 개정된 진단 기준을 바탕으로 새로운 표적 치료제, 이중항체 치료제 및 다양한 세포치료에 대한 기초 연구와 임상시험이 활발히 진행되고 있어 향후에는 좀 더 향상된 치료 효과를 기대할 수 있을 것으로 예상됩니다.

98

발덴스트롬병으로 진단받았습니다. 어떤 병이고 어떤 치료를 받습니까?

발덴스트롬병은 발덴스트롬 마크로글로불린혈증이라고도 하는, 매우 드물게 발생하는 혈액암으로 골수에 형질세포양림프구의 침윤을 동반하는 질환입니다. 다발골수종과 비슷하지만 다른 병이고 골수에 림프구와 형질세포의 중간단계인 형질세포양림프구가 비정상적으로 증식하면서 면역글로불린 M (IgM)이라는 단백질을 과도하게 생성하는 질환입니다.

주로 나타나는 증상은 발열, 야간 발한, 체중 감소 등의 전신증상, 간과 비장의 비대, 림프절종대, 과다점도, 감각운동 말초신경증 등의 다양한 증상을 보일 수 있습니다.

진단은 단클론 IgM 감마글로불린혈증과 특징적인 형질세포양림프구가 골수에 침윤되어 있어야 하고, 영상학적 검사에서 림프절이나 간, 비장 종대가 확인될 때 진단이 가능합니다. 발덴스트롬 마크로글로불린혈증 환자의 90% 정도에서 MYD88 유전자 돌연변이가 동반됩니다.

증상이 없는 경우에는 특별한 치료 없이 경과 관찰할 수 있으며 빈혈, 혈소판감소증, 쇠약감, 피로, 야간 발한, 체중감소 등의 전신 증상이 있거나 간 및 비장 비대나 림프절종대 등이 있는 경우 치료를 시행하게 됩니다.

일차치료로는 리툭시맙 기반 항암치료가 가장 흔히 사용됩니다. 이 외에도 병합화학요법으로 시클로포스파미드, 덱사메타손, 리툭시맙을 함께 사용할 수도 있습니다. 브루톤 티로신 키나제 억제제인 이브루티닙과 자누브루티닙은 재발 이후 치료에서 효과적으로 사용되고 있고, 최근에는 프루토브루티닙을 비롯한 새로운 표적 치료제들도 개발 중입니다.

젊고 전반적인 건강 상태가 양호한 고위험군 환자의 경우에는 자가조혈모세포이식이 치료 옵션으로 고려될 수 있습니다.

현재 국내 환자들의 평균 생존기간은 5년 이상으로 보고되고 있으며, 앞으로 새로운 치료제의 도입과 함께 더 나은 치료 성적이 기대되고 있습니다.

99

고립성형질세포종으로 진단받았습니다. 어떤 병이고 어떤 치료를 받습니까?

고립성형질세포종은 형질세포질환 중 하나로 단클론성 형질세포가 국소적으로 증식하여 신체의 일부분에서 하나의 덩어리를 만드는 것이 특징입니다. 고립성형질세포종은 주로 뼈에 발생하지만, 뼈 이외의 연부조직이나 장기에 발생하기도 합니다. 특히 부비동이나 인두와 후두와 같은 상부 호흡기, 그리고 피부나 근육에서 주로 발생하는 것으로 알려져 있습니다. 다발골수종에서 동반되는 빈혈, 고칼슘혈증, 신기능장애 등과 같은 전신 증상은 동반하지 않는다는 점에서 다발골수종과 구분됩니다.

대부분의 환자들은 침범된 뼈 부위의 통증이나 골절로 병원을 방문하게 되고, 연부 조직이 침범된 경우에는 덩어리가 발견되어 병원을 방문하게 됩니다. 진단을 위해서는 증상이 있는 부위의

CT (컴퓨터단층촬영)나 MRI (자기공명영상) 검사로 병변의 위치를 확인한 후, 조직검사를 시행합니다. 그 외 다른 부위의 침범 여부를 확인하기 위해 엑스선을 이용한 전신 골격 검사, 척추나 골반뼈의 MRI 검사나 PET-CT (양전자방출단층촬영술) 등의 영상검사를 실시하게 됩니다. 추가적으로 혈액검사와 소변검사, 골수검사도 진행하게 됩니다.

확진을 위해서는 조직검사 부위에서 단클론성 형질세포의 증식이 확인되고, 전신 영상검사 결과 다른 부위에는 추가 병변이 없어야 합니다. 그리고 혈액검사에서 빈혈, 고칼슘혈증이나 신장기능장애가 없고, 골수검사에서 단클론성 형질세포는 10% 미만으로 확인되어야 최종적으로 고립성형질세포종으로 진단할 수 있습니다. 경우에 따라 소변이나 혈액에서 소량의 M단백이 검출될 수 있으며 치료 후에도 M단백은 계속 검출될 수 있습니다.

치료는 대부분 해당 병변 부위에 방사선치료를 받게 됩니다. 그리고, 병변의 위치나 동반된 골절, 척수 압박 등 합병증의 종류에 따라 수술적 치료도 방사선치료와 병행될 수 있습니다. 고립성형질세포종의 예후는 좋은 편으로, 5년 생존율이 70~90% 정도로 보고되고 있습니다. 그러나 진단 시 M단백이 높거나, 방사선치료 후에도 M단백이 지속적으로 검출되는 일부 환자들의 경우 다발골수종으로 진행할 수 있으므로, 치료 후 주기적인 추적관찰이 필요합니다. 연부조직에 생긴 형질세포종의 경우 다발골수종으로 진행할 가능성은 상대적으로 낮은 것으로 알려져 있습니다. 방사선치료 후 추가 항암화학치료는 병의 재발이나 진행을 막는 데 있어 치료 부작용에 비해 효과가 크지 않아 아직까지는 권고하지 않고 있습니다.

#100

경쇄형 아밀로이드증으로 진단받았습니다. 어떤 병이고 어떤 치료를 받습니까?

아밀로이드증은 여러 종류의 단백질이 베타시트라는 특정한 형태로 배열되어 섬유소를 만들고 이것이 몸에 축적되는 질환을 말합니다. 이 질환은 요로, 후두, 위장관 등에 국소적으로 쌓여 그 기관에 문제를 일으키지만 전신적으로는 문제가 없고 국소적인 치료로 충분한 국소성 아밀로이드증과 신체의 중요 장기인 심장, 신장, 간, 신경 등에 쌓여 정상적인 기능을 방해하고 생명에 영향을 주는 전신성 아밀로이드증으로 분류됩니다. 아밀로이드증의 원인이 되는 단백질은 수십 가지가 알려져 있으나 이 중 가장 흔한 것은 면역글로불린 특히 경쇄의 조각이 아밀로이드 섬유소를 만드는 경쇄형(AL) 아밀로이드증입니다. 경쇄형 아밀로이드증을 일차성 또는 원발성 아밀로이드증으로도 부르는데, 전체 아밀로이드증의 70~80%를 차지합니다. 그 밖에 TTR 단백질과 관련되고 주로 유전적으로 발현되어 심장과 신경에 주로 문제를 일으키거나 노인에서 심장에 주로 문제를 일으키는 TTR 아밀로이드증, 만성 염증과 관련된 AA 아밀로이드증이 비교적 흔한 타입입니다.

전신성 아밀로이드증의 증상은 원인이 되는 단백질과 침범하는 장기에 따라 다른데 약 60~70% 환자들이 심장과 신장에 침범이 되고, 그 다음으로 말초신경, 위장관, 연부조직, 간 등이 있습니다. 심장이 침범되는 경우 가장 흔한 증상은 운동 중 호흡곤란인데 계단을 올라갈 때 숨이 차며 좀 더 질병이 심해지면 평지를 걸을 때나 누워 있을 때도 숨이 찰 수 있습니다. 신장을 침범하면 단백뇨, 부종 등이 흔한 증상이고 말초신경을 침범하면 손이나 발의 이상감각, 신경통 등도 나타날 수 있으며 자율신경이 침범되면 어지럼증, 실신, 소화 불량 등 다양한 증상이 생기기도 합니다. 이러한 증상들은 다른 질환에서도 흔히 볼 수 있어 질병이 많이 진행될 때까지 진단이 늦어지는 경우가 흔합니다. 이와 같은 증상이 있는 환자에서 심전도검사나 심장 초음파검사에서 아밀로이드증에 특징적인 소견이 나타나거나 소변에 다량의 알부민이 검출되는 경우 혈액과 소변에서 면역고정검사와 혈액 유리경쇄검사를 시행하여 단클론감마병증이 있는지 확인합니다. 이것이 확인되면 다음 단계로 조직검사를 시행하여 콩고 레드 염색을 시행하여 편광 현미경으로 애플 그린 양성(아밀로이드 침착)과 경쇄 단백인 카파나 람다 중의 한 가지 면역화학염색에 양성(경쇄형 아밀로이드증)을 확인합니다. 보통 심장이나 신장 등의 침범된 기관에서 직접 조직검사를 할 수 있지만, 침습적인 검사로 모두에서 가능하지는 않기 때문에, 복부 지방 흡인이나 조직검사, 직장 조직검사를 함께 시행하여 확인하기도 합니다. 또, 골수검사를 시행하여 단일 클론의 형질세포의 증식 여부를 확인합니다. 경쇄형 아밀로이드증의 경우 심장이 침범되어 있는 경우 특히 예후가 나쁘며 심장 표지자인 트로포닌, 엔티-프로비엔피(NT-proBNP) 그리고 침범된 혈청 유리경쇄와 침범되지 않은 혈청 유리경쇄 간의 차이, 이 세 가지 검사 결과를 이용하여 병기를 정합니다. 신장 병기는 단백뇨의 양과 사구체 여과율을 이용하여 정합니다.

치료는 크게 3가지로 나누어 볼 수 있는데, 첫째는 증상에 대한 치료입니다. 심부전에 의한 호흡곤란과 흉수나 복수, 부종 등의 치료에서 가장 중요한 약은 이뇨제입니다. 다른 원인에 의한 심부전에서 많이 사용하는 베타2수용체 차단제나 안지오텐신 전환효소 억제제 등은 혈압 저하나 심부전의 악화 등을 일으킬 수 있어 사용하지 않거나 아주 소량을 주의해서 사용해야 합니다. 부정맥과 이에 따른 심정지도 중요한 사망 원인으로 필요한 경우 항부정맥 치료를 같이 할 수 있습니다. 혈압이 낮은 경우 알파수용체자극제인 미도드린이나 압박 스타킹 등이 도움이 되며 실신 등의 위험이 있으므로 일어설 때나 야간에 화장실을 갈 때 특히 주의가 필요합니다. 신경 증상에 대하여 가바펜틴, 프레가발린 등의 약제가 도움이 되나 신장기능 이상이 있는 경우 용량 조절에 주의해야 합니다. 식이는 저염식이 가장 중요하며 단백뇨가 심한 경우 지나친 고단백 식이는 단백뇨를 증가시켜 오히려 해로울 수도 있습니다.

두 번째는 아밀로이드 형성의 원인이 되는 혈청 유리경쇄를 생성하는 단일클론 형질세포를 제거하는 치료입니다. 경쇄형 아밀로이드증은 형질세포 기원의 질환이라는 점에서 다발골수종과 같은 뿌리를 가지고 있어 치료에도 대부분 다발골수종의 치료제를 차용하여 쓰고 있습니다. 최근 다발골수종 치료가 빠르게 발전하면서 경쇄형 아밀로이드증의 치료 성적과 생존율도 함께 향상되고 있습니다.

고용량 화학요법과 자가조혈모세포이식은 초기에는 다발골수종과 비교하여 높은 사망률을 보였으나, 적절한 선정기준에 따라 시행하면 오히려 다발골수종보다 좋은 장기 생존율을 보일 수도 있습니다. 70세 미만의 좋은 전신 상태, 40% 이상의 심장 구출율, NT-proBNP <5,000, 트로포닌 T <0.06, 수축기 혈압 > 100 mmHg인 환자가 조혈모이식의 대상이 되며 대략 새로 진단된 경쇄형 아밀로이드증 환자의 20% 정도가 자가조혈모세포이식이 가능한 환자들입니다. 최근 여러 가지 항암치료제들의 치료 경과가 좋아짐에 따라 일차치료에서 실패한 환자들로 자가조혈모세포이식을 국한하는 것을 권하는 가이드라인들도 나오고 있습니다.

일차치료로는 보르테조밉, 씨클로포스파마이드, 덱사메타손 병합요법이 주로 사용되고 있으며 최근에는 보르테조밉, 씨클로포스파마이드, 덱사메타손 병합요법에 다라투무맙을 추가한 4제 병합요법이 임상연구를 통해 우수한 효과를 보여 새로운 표준요법으로 자리 잡게 되었습니다. 이 외에도 다발골수종에 새롭게 치료에 도입되고 있는 이중항체 치료제나 CAR-T 치료 등도 임상시험이 진행 중에 있습니다.

마지막으로 최근 조직에 침착된 아밀로이드를 직접 제거하는 약제들로 최근 몇 가지 신약들이 임상시험이 진행 중에 있으며, 조만간 그 결과가 발표되어 아밀로이드증의 초기 사망률을 낮추는 데 크게 기여할 것으로 기대됩니다.

항암치료에 따른 반응은 형질세포의 제거를 반영하는 혈액학적 반응과 침범된 장기에 대한 반응을 보는 기관 반응으로 평가하는데, 기관 반응은 혈액 반응이 있는 환자의 약 절반 정도에서 나타나며 혈액학적 반응이 나타난 한참 후에 나타납니다. 항암치료에서 중요한 것은 환자의 상태나 중증도에 따라 저위험, 중간위험, 고위험군으로 나누어 적절한 치료 약제와 스케쥴로 투여하는 것이 필요하며, 혈액내과뿐만 아니라 순환기내과, 신장내과, 소화기 내과, 신경과 등의 다양한 전문과의 협진과 보존적 치료가 필요합니다.

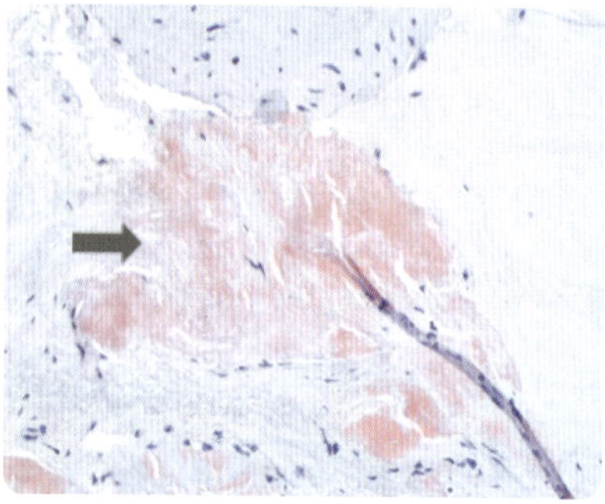

심장생검 조직을 콩고레드염색을 하여 현미경으로 아밀로이드 침착을 확인

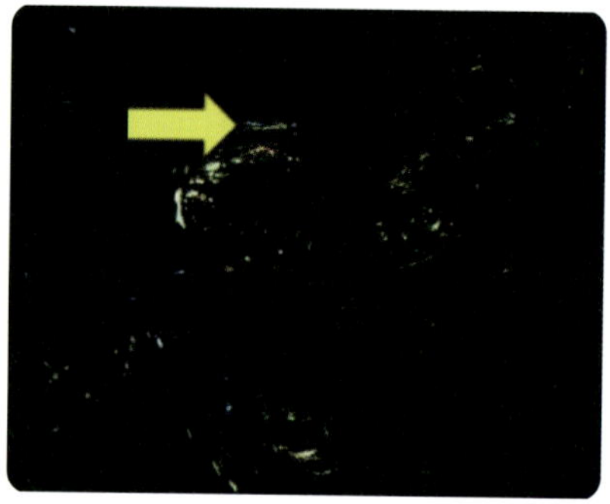

심장생검 조직을 콩고레드염색을 하여 편광현미경으로 초록색 사과색을 확인하여 아밀로이드 침착을 확인

환우와 가족들을 위한 친절한 안내서

다발골수종은 어떤 병인가요?

제2판

다발골수종 - 100문 100답

1판 1쇄 발행 | 2020년 06월 09일
1판 2쇄 발행 | 2020년 08월 19일
2판 1쇄 인쇄 | 2025년 10월 31일
2판 1쇄 발행 | 2025년 11월 14일

지 은 이 대한혈액학회 다발골수종연구회
발 행 인 장주연
출 판 기 획 김도성
출 판 편 집 이민지, 이은혜
편집디자인 김영준
표지디자인 김재욱
일 러 스 트 신윤지
마 케 팅 박예진
발 행 처 군자출판사(주)
등록 제4-139호(1991. 6. 24)
본사 (10881) 파주출판단지 경기도 파주시 회동길 338(서패동 474-1)
전화 (031) 943-1888 팩스 (031) 955-9545
홈페이지 | www.koonja.co.kr

ISBN 979-11-7068-373-5
정가 19,000원